UN LINAJE DE DRAGONES

Dedicado a mi maestro,
Fook Yueng

Publicado por primera vez el 3/1/2019 por Kindle/ Amazon

Versión 1.9 = Traducido al español por DeepL

Editor - Nick Vasey: nickvasey.com/writing-editing
Sitio web - linajededragones.com

CONTENIDO

INTRODUCCIÓN

Este libro trata principalmente de mis propias experiencias personales, pero incluye cosas que me han contado las personas que aparecen en el libro y mis hermanos de kung fu y chi kung. Algunos de estos hermanos han estado lo suficientemente cerca de las personas que aparecen en este libro como para ser considerados autoridades. También contiene los resultados de décadas de lectura para mi propio entretenimiento, que en algunos casos he encajado en mis propias experiencias. Mis lecturas no eran para escribir un libro, así que casi no hay notas a pie de página ni fuentes. Algunas de estas historias serán difíciles de creer. Yo no habría creído muchas de ellas hace treinta años, así que, por favor, sea mi invitado y crea o no crea, lo que desee.

El sitio web - alineageofdragons.com tiene fotos y vídeos. Los videos tienen comentarios sobre el taoísmo, chi kung y tai chi, además de videos de práctica.

Espero que este libro te ayude en tu camino de alguna manera.

1 - LA CONEXIÓN CON BRUCE LEE

Maestro Fook Yueng

Es sabido que Ip Man fue el maestro de Bruce Lee. También era uno bueno, muy influyente en el desarrollo de Bruce. Mucha gente asume naturalmente que Ip Man fue el maestro principal de Bruce, pero Ip Man fue más bien el maestro de nivel de secundaria de Bruce. Un hombre reservado en Seattle, que era el tío de kung fu de Bruce, fue su profesor de nivel universitario y maestro. De hecho Bruce vino a Seattle a vivir con él mientras iba a la Universidad de Washington.

El señor Yueng me pidió que no escribiera sobre él hasta después de su fallecimiento, por razones que se explicarán en breve. Fook Yueng nació en 1915 en la provincia cantonesa de Fujian, en el extremo sureste de China, y falleció en Seattle, Washington, en abril de 2012, a la edad de 97 años, a causa de un derrame cerebral.

Los padres del Sr. Yueng lo vendieron a una ópera china cuando tenía unos diez años. Normalmente esto ocurría porque los padres no podían permitirse alimentar a los niños. La ópera era la del Barco Rojo.

La Ópera del Barco Rojo era el hogar y el lugar de nacimiento del Barco Rojo Wing Chin, que fue prohibido por el Gobierno porque era muy eficaz, y porque la ópera servía de tapadera para un grupo secreto de asesinos antigubernamentales.

La vertiente de artes marciales de la ópera estaba infiltrada por un clan muy secreto, llamado Clan del Mendigo o Secta de las Manos del Mendigo. Los miembros de este clan eran los asesinos. Este grupo también practicaba una poderosa y antigua forma de chi kung (qigong), un tipo de sistema de cultivo de chi y cultivvo espiritual llamado Nei Kung, un sistema holístico que contenía miles de técnicas. El verdadero Nei kung, el camino espiritual del guerrero, está oculto hoy en día y casi perdido en la antigüedad. Servía para cultivar un gran poder chi y habilidades psíquicas, además de destreza física y de combate, super salud y longevidad. El Sr. Yueng llegó a ser muy avanzado en este sistema de cultivo.

Así que el principal maestro de Bruce Lee era una estrella de la ópera, un miembro de un clan secreto de asesinos y un maestro de chi kung muy poderoso. El Sr. Yueng era tan psíquico que sabía lo que estaba pensando y haciendo en casa, su energía era vasta y poderosa, sus habilidades curativas rozaban lo milagroso, e incluso con más de ochenta años podía controlar incluso a los mejores luchadores. Era tan avanzado en tantos aspectos que se calificaba, técnicamente, como mago taoísta. Mago taoísta no es una designación oficial, pero significa que Bruce era en realidad el alumno de un mago de verdad. Si Bruce hubiera seguido vivo y su popularidad no le afectara demasiado, probablemente habría seguido los pasos del Sr. Yueng y se habría convertido él mismo en un poderoso maestro de chi kung, definitivamente tenía lo necesario para convertirse en mago, bueno, excepto por la popularidad.

Este libro trata principalmente sobre el maestro de chi kung, Fook Yueng, sus enseñanzas y el camino resultante que me llevó a recorrer.

El entrenamiento de la ópera era brutal, era mucho más exigente que cualquier cosa similar hoy en día. Los artistas marciales tenían que levantarse a las cuatro de la mañana y entrenar duro durante dos horas antes de que se les permitiera siquiera ir al baño. Las óperas se dividían en dos clases de personas, los cantantes y los artistas marciales, y los cantantes iban con una actitud un poco superior hacia los artistas marciales, que eran considerados de clase inferior.

El señor Yueng era uno de los artistas marciales, y era tan bueno que se convirtió en el Rey Mono, la estrella de la ópera. La representación del Rey Mono consistía en que el héroe, el Rey Mono, corría, saltaba y daba volteretas a través de un grupo de tres o cuatro personas, todas ellas blandiendo al mismo tiempo bastones, lanzas y espadas contra él. Mientras lo hacía, les quitaba las armas y se las devolvía. Así, el Rey Mono y las armas volaban por el aire por todas partes. Esa actuación es, sin duda, una de las actuaciones acrobáticas más avanzadas del tipo que la gente de hoy en día nunca llegará a ver. El padre de Bruce Lee, Lee Hoi-Chuen, también se unió a la ópera de niño, y al igual que el Sr. Yueng también interpretó el papel del Rey Mono, haciendo que el Sr. Yueng y Lee Hoi-Chuen fueran los hermanos de kung fu más cercanos. La hermandad del kung fu se tomaba muy en serio, porque la ópera era su familia, y así el Sr. Yueng era el tío de Bruce Lee.

La Compañía de Ópera de Barcos Rojos, estaba formada por algunos juncos chinos (pequeños barcos), que estaban pintados de rojo. Viajaban por la costa de China y por sus ríos, dando representaciones de ópera en diferentes ciudades. Cuando llegaban a una nueva ciudad debían celebrar un combate de desafío entre el héroe del barco y el héroe de la ciudad. Si la ciudad ganaba, la ópera debía pagar impuestos a la ciudad. Si ganaba el barco, no tenían que pagar impuestos. Eran peleas serias y sin cuartel y algunos de los luchadores quedaban lisiados o morían durante las mismas. El Sr. Yueng me habló de un boxeador del barco cuyas piernas eran tan fuertes que podía echar el ancla por la borda con su pierna. A este tipo le arrancó el tendón de Aquiles un luchador de Garra de

Águila, lo que probablemente dificultó su carrera durante un tiempo. El Sr. Yueng era a veces el héroe del barco. Una vez me dijo que nunca nadie fue capaz de golpearle, lo que implica que nunca perdió una pelea.

Una vez, su barco fue a San Francisco durante unos meses para hacer una representación de ópera, y fue entonces cuando nació Bruce, lo que le convirtió automáticamente en ciudadano estadounidense. Fue en ese momento cuando el Sr. Yueng decidió quedarse en Estados Unidos porque los japoneses acababan de invadir China y no quería verse envuelto en una guerra. Así que abandonó el barco y, tras un breve periodo en California, se trasladó a Seattle, Washington, donde vivió el resto de su vida.

Un hecho poco conocido sobre la Compañía de Ópera de Barcos Rojos es que eran opositores a la dinastía Qing y utilizaban su ópera como tapadera mientras se dedicaban al espionaje y al asesinato de funcionarios del gobierno. Su identidad como intérpretes de ópera china les servía de tapadera perfecta para su entrenamiento en artes marciales y asesinatos. De hecho, a mediados del siglo XVIII, la Ópera del Barco Rojo lideró una rebelión contra el gobierno y controló la esquina sureste de China durante un tiempo.

A la Compañía de Ópera de Barcos Rojos también se le atribuye el desarrollo del Wing Chun del Barco

Rojo, del que se dice que es el creador de todo el Wing Chun. Sus métodos internos permanecen ocultos. Era un estilo de Wing Chun más suave e interno que el que se ve hoy en día.

Los movimientos llamativos de las artes marciales estilo ópera no se utilizaban en los asesinatos, que requerían habilidades especializadas. Aunque los asesinatos se realizaban generalmente con veneno o cuchillos, sus objetivos solían estar protegidos por guardaespaldas que, cuando descubrían a un intruso, agarraban a la persona, gritaban pidiendo ayuda y luego la sometían y la retenían para interrogarla. Por lo tanto, el Red Boat Wing Chun se desarrolló para silenciar al oponente inmediatamente. Esto explica algunos de los aspectos en los que se basa el Wing Chun, como su enfoque en el combate a corta distancia y su frecuente uso de golpes en la garganta y el diafragma.

Es lógico que, puesto que el Sr. Yueng era una de las estrellas de la Compañía de Ópera de Barcos Rojos, y a veces era el campeón del barco durante los combates en diferentes ciudades, fuera también uno de los asesinos. Su carácter también coincide con el perfil de un asesino entrenado, ya que encarna los rasgos de ser tranquilo, bien fundamentado, sincero, inteligente y que ama la vida de forma alegre. Un asesino honorable, alguien que tiene una perspectiva de la vida que le hace apreciar la vida mucho más que si tuviera otro tipo de trabajo.

Una vez le pregunté al Sr. Yueng quién era su maestro de kung fu y me dijo que "todo el mundo en China". Me explicó que como era un chico guapo y con talento, a muchos maestros les gustaba y accedían a enseñarle. De este modo, estuvo expuesto a muchos sistemas de entrenamiento diferentes mientras la compañía de ópera viajaba por China. En total, aprendió un centenar de artes marciales diferentes, y las conocía tan bien que acabaron mezclándose en lo que se convirtió en su propio sistema personal. Le gustaba mucho el Tai Chi, así que las principales artes que utilizó en su mezcla personal fueron el Tai Chi y el Wing Chun, pero incluyó fuertes elementos de Bagua y Mantis Religiosa. Me dijo: "coge lo mejor de cada sistema y deja el resto", que también es algo que Bruce debió aprender de él, porque es una cita popular de Bruce Lee.

El Sr. Yueng fue a San Fransisco a recoger a Bruce en el muelle cuando llegó su barco. Lo primero que hizo Bruce cuando se encontró con el Sr. Yueng es poner las manos y decir "Chi Sao", que es un tipo de juego de sensibilidad de Wing Chun como empujar las manos o las manos pegadas en el Tai Chi. Aunque Bruce era muy bueno, no fue capaz de conseguir ninguna ventaja sobre el Sr. Yueng, pero el Sr. Yueng podía golpearle a voluntad. El Sr. Yueng llevó a Bruce a Seattle y le consiguió un trabajo en el restaurante chino Ruby Chow's, que era un establecimiento de lujo para cenar en la parte sureste del centro de Seattle. El Sr. Yueng era cocinero allí y vivía en un apartamento en el último piso del gran edificio de tres plantas. Bruce se mudó con él y vivió allí mientras trabajaba como camarero y asistía a la Universidad de Washington. Bruce vivió allí tres años antes de mudarse, pero siguió aprendiendo del Sr. Yueng durante un total de ocho años. El Sr. Yueng animó a Bruce a visitar a otros profesores de la zona mientras estaba con él, para tener una perspectiva más amplia y aprender a tratar con diferentes tipos de luchadores.

El Sr. Yueng me dijo que Bruce practicaba mucho, a menudo se levantaba muy temprano por la mañana y se ejercitaba durante tres horas antes de ir a la escuela.

El Sr. Yueng no quería que la gente supiera que enseñaba a Bruce porque sólo le enseñaba como pariente, no quería que la gente le desafiara a peleas o le molestara para recibir lecciones, así que le dijo a Bruce que no le dijera a nadie quién era su profesor. A Bruce le gustaba eso también porque así podía decir que él lo había creado. Sin embargo, Bruce añadió su propio sabor. El Sr. Yueng era un hombre pequeño y de poco peso, y no podía noquear a la gente, pero no lo necesitaba, tenía muchas otras formas de terminar una pelea en un segundo. Bruce se enamoró de la idea de noquear a la gente porque es popular en Occidente, por lo que hizo que uno de sus objetivos.

La razón principal por la que el Sr. Yueng no quería que escribiera sobre él y Bruce hasta después de su muerte, fue porque el hermano más cercano del Sr. Yueng en el kung fu, el padre de Bruce, era amigo de la familia de Ip Man y el Sr. Yueng no quería hacer que Ip Man perdiera prestigio.

El Sr. Yueng enseñó a Bruce una forma de Kung Fu llamada Jeet Kun, y lo que Bruce pasó a enseñar no tenía realmente mucho que ver con esa forma, pero le gustaba el nombre, así que le añadió Do para atraer a la gente de Karate. Bruce no sabía que había otro nivel superior, llamado Shen Kun, que es el espiritual y lo que yo llamo el material Jedi, que el Sr. Yueng enseñó a algunas personas algunas décadas después.

En aquella época, los estadounidenses habían descubierto el kárate y se estaba haciendo popular, pero el kung fu no se conocía. El Sr. Yueng y Bruce se escandalizaron por la crudeza y la estupidez del karate americano, que en realidad era una bastardización del verdadero karate japonés, así que decidieron mostrar al mundo occidental lo genial que era el Kung Fu. Verán, después de haber sido derrotados por los americanos y sometidos al dominio de los bárbaros occidentales, los japoneses no iban a compartir de ninguna manera los métodos de Karate de alto nivel con sus escandalosamente burdos y groseros dominadores. Les enseñaron algunas formas, katas, pero ninguno de los detalles avanzados de cómo se podían utilizar esas formas. Lo que enseñaron a los americanos, por ejemplo, fueron métodos de lucha para los que llevaban armadura pesada a personas que no llevarían armadura. Hoy en día, algunos maestros japoneses están compartiendo algunas técnicas efectivas de Karate con los extranjeros. Incluso ha surgido el verdadero Ninjitsu. Personalmente prefiero el Ninjitsu, que es más suave y sigiloso. Los ninjas son descendientes de maestros chinos de chi kung que emigraron a Japón hace mucho tiempo; tuvieron una guerra con los samuráis y perdieron, pero se escondieron en lugar de suicidarse como era la forma tradicional japonesa.

Dado que el Sr. Yueng y Bruce procedían de la ópera, fue natural que decidieran utilizar el cine, la nueva ópera, para que Bruce demostrara el kung fu y las acrobacias que conocía, y funcionó extraordinariamente bien. El resto es historia - a excepción de la parte secreta sobre el principal maestro de Kung Fu de Bruce.

No he leído ninguno de los libros de Bruce, pero he visto citas de él en Internet, y la mayoría de ellas me sonaban porque son similares a las cosas que el Sr. Yueng me dijo. Esto demuestra que Bruce aprendió esas mismas citas populares del Sr. Yueng.
Ya se ha escrito mucho sobre Bruce, así que no hay mucho más que decir sobre él, salvo una cosa que

no es tan conocida, y es que Bruce enseñó más a su primer alumno, Jesse Glover, que a otros que utilizan la marca JKD. Bruce se hizo amigo de Jesse, que era un campeón de Judo, cuando todavía estaba con el Sr. Yueng. Utilizó a Jesse como compañero de práctica para probar y perfeccionar los métodos que estaba aprendiendo, por lo que Jesse tuvo la gran oportunidad de estar allí cuando se trabajaba toda la teoría y los fundamentos. Una vez Jesse escuchó a Bruce decir que si enseñaba, que no lo llamara Jeet Kun Do, porque es un arte tan adaptable y personal. Por ejemplo. la fuente del mismo, que ahora se llama Fook Yueng Chuan, con sus diez mil técnicas, es justo eso, súper adaptable. Bruce explicó que como cada persona es diferente, diferentes métodos funcionan mejor para diferentes personas, y el Jeet Kun Do era su propio arte personal. Más tarde, sin embargo, parece que Bruce vendió su "franquicia" a algunos de sus estudiantes posteriores.

Me parece que cuando Bruce enseñaba a sus últimos alumnos se centraba más en la técnica y dejaba de lado los fundamentos que contenían las claves de su tipo de maestría, el tipo de claves que le dio a Jesse Glover. Esta es una tradicion comun entre los maestros en las artes internas chinas, no compartir lo suficiente para permitir que el estudiante sea mejor que el maestro, reteniendo por razones de autopreservacion, para poder mantener su posicion como jefe de la escuela. Sin embargo, con Jesse fue diferente. Jesse era el compañero de Bruce en el "Camino del Puño Interceptor". Obedeció el sentimiento de Bruce de no llamarlo Jeet Kun Do y en su lugar llamó a su arte Kung Fu No Clásico, NCKF.

Por lo tanto, creo que para el aspirante a estudiante de defensa personal que quiera seguir lo más de cerca posible al maestro Bruce Lee, puede acercarse más al original consultando la NCKF en lugar del JKD. No hay duda de que el JKD es un arte de defensa personal muy eficaz y mortal. Es simplemente que la NCKF está más cerca de la fuente original. Cuanto más se aleja uno del gran maestro original, más probable es que se llegue a un aspecto más fundamentalista de las cosas. En este caso, el aspecto fundamentalista se refiere al uso de un estilo duro, mientras que la fuente de todo esto es más bien suave, no requiere mucho esfuerzo y tiene una economía de movimiento sobresaliente.

El Sr. Yueng dejó la Compañía de Ópera de Barcos Rojos después de una década y trabajó durante un tiempo para un médico especialista en hierbas en el sur de China. Me contó que a veces salían de excursión y acampaban en la naturaleza durante más de una semana mientras buscaban hierbas medicinales silvestres. Él era el joven ayudante que llevaba la mayoría de las plantas que recogían, y aprendía cosas como la forma de defenderse en caso de ser atacado por un tigre, algo que me enseñó a mí. Dijo que la gente pagaba sus consejos médicos y sus hierbas con comida, así que a veces comían bien, otras veces no conseguían comer mucho y otras veces, cuando no había clientes, pasaban hambre. El Sr. Yueng volvió a la ópera y se quedó con ellos hasta que llegó a San Fransisco. Tras mudarse a Seattle, consiguió un empleo como cocinero en el lujoso restaurante chino Ruby Chow's. Más tarde abrió su propio restaurante en Everett, Washington, al que llamó Dragón de Oro.

Dirigir un restaurante es mucho trabajo, y el Sr. Yueng me dijo que solía trabajar unas veinte horas al día en él. Se levantaba antes del amanecer y se dirigía al mercado público de Seattle para comprar alimentos y verduras frescas cuando abría bien temprano. Luego subía a Everett y empezaba a preparar la comida. Se quedaba en el restaurante todo el día y toda la noche, luego tenía que limpiar después del cierre a medianoche, y después volvía a su casa en Seattle para dormir un par de horas.

A veces Andy, mi primer profesor de Tai Chi, subía allí, antes de cerrar, con otros chicos, y jugaban con métodos de defensa personal después de que el restaurante cerrara.

El Dragón de Oro tenía un bar, y a veces los clientes se emborrachaban y se ponían a gritar. El Sr. Yueng se acercaba a ellos y los agarraba tranquilamente con una mano en un punto de presión de la muñeca y con la otra en un punto de presión del codo. Presionaba estos puntos lo suficiente como para causar el dolor adecuado, y luego conducía al cliente tranquilamente hacia la puerta. Ninguno de los otros clientes sabía lo que estaba haciendo. Parecía que estaba ayudando a una ancianita a cruzar la calle. Una vez fuera, los dejaba ir y decía: "Vale, ahora os vais a casa", y a veces se abalanzaban sobre él, con los resultados que os podéis imaginar. Con el típico aficionado borracho, tardan más de un segundo en prepararse para el primer golpe, y el señor Yueng estaba entrenado para terminar una pelea en un segundo, así que llevaba mucha ventaja. Por supuesto, no les hizo mucho daño, sólo les mostró la insensatez de sus métodos.

Las largas horas de trabajo en el restaurante y la falta de sueño pasaron factura, y el Sr. Yueng enfermó. Un hermano me dijo que tuvo un ataque al corazón y problemas cardíacos, y otro me dijo que tuvo cáncer, así que no sé cuál fue, pero vendió su restaurante, dejó de trabajar y se centró en el chi kung. La enfermedad puede proporcionar la motivación adecuada para hacer mucho chi kung, y así fue como el Sr. Yueng se dedicó de verdad a ello, con resultados extraordinarios.

Se retiró de la restauración a los 70 años y yo empecé con él cuando tenía unos 76 años. Su Chi Kung le curó de su enfermedad, y pasó a darle una súper salud y mucho poder chi en sólo seis años. Por supuesto, ya estaba bien preparado para ello porque había estado expuesto a una cultura de Chi Kung en su entrenamiento de artes marciales en la ópera, que albergaba la secta secreta de los cultivadores del poder del chi.

A veces la gente me pregunta cómo Bruce realmente murió. Desde que estaba en esta pequeña familia de la que Bruce formaba parte, el tema surgió un par de veces. Cuando le pregunté al Sr. Yueng al respecto, me dijo "demasiado sexo", pero creo que lo dijo así más bien por mi bien, porque yo solía tener fuertes tendencias sexuales. Otro hermano me contó lo mismo con un poco más de detalle: Bruce fue asesinado por una amante con una aguja envenenada o una uña afilada envenenada.

La razón de esto es bastante obvia cuando se piensa en ello. Los chinos se toman sus artes marciales muy en serio. Las diferentes escuelas normalmente se aceptaban entre sí y había algún conflicto entre ellas, pero no mucho. Entonces llega este joven de Estados Unidos y les dice a todos que su arte es mejor que el de ellos, y que se lo ha inventado él mismo. Eso ya era malo, pero luego lo demostró ganando a todos los contrincantes. De este modo se ganó un montón de enemigos poderosos en China, lo que explica que fuera asesinado por uno de sus muchos amantes contratados para el trabajo.

Hablando de uñas afiladas y envenenadas, en ámbas manos el Sr. Yueng tenía uñas alargadas en los dedos meñiques. Estaban cortadas de manera que tenían una ligera punta, como un ángulo de noventa grados en la punta, y también tenían bordes afilados. Intenté dejarme crecer las uñitas de la misma manera, pero lo único que conseguí fue cortarme cuando me hurgaba la nariz. Le pregunté a Andy, mi profesor de Tai Chi, que era su hijo adoptivo, para qué servían las uñas largas, y me dijo que podías cortar la frente de alguien con quien estuvieras peleando y la sangre se metía en sus ojos y le impedía ver. Sin embargo, esto no acabaría con una pelea en un segundo, así que lo dudé. Entonces le pregunté al señor Yueng para qué servían las uñas más largas y, a modo de explicación, me puso la palma de la mano en la cara y luego, con su extraordinaria destreza manual, rozó casualmente la uña pequeña de lado un milímetro por delante de mi ojo. Cortar el globo ocular de alguien suele poner fin a una pelea en un segundo, y les da algo en lo que pensar la próxima vez que quieran atacar a alguien, porque quizá no quieran perder el otro ojo. Cegar a los atacantes es una técnica muy utilizada en nuestro sistema. Pone fin a una pelea de forma instantánea, con los siguientes beneficios: el agresor no puede perseguirte cuando huyes, no podrá volver a atracar o atacar a alguien, y no podrá identificarte en una rueda de reconocimiento policial. Estas cosas no son motivo de preocupación en el lado deportivo del entrenamiento de artes marciales, y ese es el lado que se suele tener en el dojo del centro comercial del barrio.

Leí una cita de Masaaki Hatsumi, el gran maestro ninja, en la que decía: "Los ojos son las ventanas del alma, así que un ataque a los ojos es mucho más profundo de lo que parece a primera vista".

2 - ENCUENTRO CON EL MAESTRO

¿Es usted el tipo de persona a la que le gusta leer libros sobre maestros espirituales reclusos del Lejano Oriente, sus fenomenales habilidades psíquicas y espirituales, y sus estudiantes? Tal vez lo seas, ya que estás leyendo este libro. A mí me cautivaron ese tipo de historias. Era tentador echar un vistazo a las vidas y habilidades de algunos de esos destacados maestros ocultos, y lo que me impresionaba a menudo eran las poderosas habilidades psíquicas y la sincronización con la que vivían.

Sentí que sería un sueño hecho realidad convertirme en uno de los pocos estudiantes afortunados de uno de esos maestros ocultos, pero era un sueño algo lejano. En aquella época, antes de Internet, no habría sabido dónde encontrar a un maestro así, y tampoco tenía medios económicos para viajar así, vagando, buscando quién sabe qué, y menos mal que no fui de todas formas. Para la mayoría de la gente es esencialmente imposible encontrar lo auténtico, porque para entonces en la India y el Himalaya habían descubierto la magia de los dólares de los turistas, así que muchos "maestros" bien intencionados, pero amateurs, habían cambiado de marcha para acomodar a los tipos de estudiantes rápidos y fáciles... por el dinero.

Ya que era antes de Internet, y no podías buscar cualquier tema que te interesara. Por lo tanto, sin dinero para viajar y sin conocer ningún lugar concreto al que ir, me olvidé de ese sueño y me acomodé como pude, lo que no fue tan bueno en realidad, en la carrera de las ratas.

Sin embargo, mi sueño se hizo realidad. Acabé conociendo a uno de esos maestros espirituales de alto nivel, porque resulta que algunos de los más avanzados abandonaron silenciosamente China y se trasladaron a Occidente, escapando así de la Gran Matanza. La Gran Matanza de los maestros ocurrió cuando la Guardia Roja ayudó a la "Revolución Cultural", recorriendo el campo torturando, encarcelando y, finalmente, matando a sus maestros de todo tipo. China esencialmente destruyó su propia herencia espiritual, lo cual es algo común cuando los comunistas toman el poder.

Los maestros que escaparon de la Gran Matanza vinieron a Occidente principalmente para ser libres, no necesariamente para enseñar sus habilidades. Muchos de ellos vinieron a trabajar como cocineros o sastres, y si enseñaban era principalmente a otros inmigrantes chinos.

Cuando cumplí los cuarenta años, busqué un maestro para aprender sobre esa misteriosa energía vital llamada chi. Por alguna razón, que resultó ser debido a la experiencia de vidas pasadas, busqué el entrenamiento de artes marciales para aprenderlo. Encontré un maestro de Aikido ir-landés en Everett, Washington, no muy lejos de donde yo vivía, que estaba a medio camino entre Seattle y Everett. Lo curioso es que este maestro tenía habilidades tipo Jedi, y le gustaba jugar con ellas en clase con algunos de sus alumnos. Digo curioso porque, en primer lugar, que un profesor tenga este tipo de habilidades es raro y yo me topé con uno en mi primer intento, además de que esto era un adelanto de mi futuro, además de estar aún más conectado con las habilidades de vidas pasadas que resurgen. Para el resto de este libro, cuando hablo de habilidades Jedi o cosas Jedi me refiero a la capacidad de empujar a alguien o de controlarlo sin tocarlo.

Las cosas Jedi que este maestro de Aikido demostró fueron maravillosas de ver. Durante cada clase dedicaba un poco de tiempo a demostrar algunas de estas habilidades, por ejemplo, empujaba a la gente hacia la colchoneta apuntando con un dedo a su frente y empujando desde uno o dos pies de distancia; o hacía que un estudiante intentara col-garse del extremo de un bastón de madera mien-tras él sostenía el otro extremo. Se podía ver cómo el alumno era empujado lejos del bastón mientras intentaba agarrarse, y a veces se reía un poco justo antes de perder el agarre y ser lanzado hacia atrás. Sin embargo, lo que hizo sin saberlo fue lo deci-sivo para mí. Una vez, él y un alumno de último curso estaban de espaldas, cerca el uno del otro pero sin tocarse. Cada uno de ellos hablaba con un alumno que estaba de pie frente a ellos. El maestro comenzó a demostrar algo y empezó a girar hacia adelante y hacia atrás, y el alumno al que daba la espalda comenzó a girar al unísono con él, como si estuvieran engranados en la cintura con engranajes, pero sin tocarse y sin darse cuenta de que lo estaban haciendo.

El entrenamiento era de Aikido básico para principiantes, que consistía en algunos ejercicios de fortalecimiento diferentes, además de practicar rodamientos, caídas y volteretas, junto con algunas técnicas sencillas de defensa personal. El Aikido no me interesaba mucho, y en un momento dado mientras daba volteretas lo hice mal y en lugar de hacer un buen rollo acabé cayendo sobre mi hombro derecho y haciéndome daño, lo que me obligó a dejar de ir a las clases. El hombro mejoró pero no volví.

Varios años más tarde, uno de los alumnos de este maestro de Aikido se convirtió en mi alumno de chi kung, un adolescente que había estado en el extremo receptor de muchas de las demostraciones del maestro. Me dijo que lo que solía ocurrir era que respondía a gestos de amenaza, y que si no respondía de la manera correcta el maestro lo lastimaba. Un gesto de amenaza es una técnica que se utiliza, como el comienzo de un puñetazo, por ejemplo, pero sin seguirlo. Los gestos de amenaza pueden funcionar bien como trucos, para conseguir que un oponente se mueva de una manera determinada que lo prepare para una técnica diferente. En pocas palabras, se amenaza con dar un puñetazo en la cara a alguien para que se agache, simplemente. La cuestión aquí es que un gesto de amenaza puede parecerse a un empuje de energía tipo Jedi. De hecho, para aquellos que han entrenado y son sensibles a la energía, ceder ante la energía agresiva entrante es una reacción deseada..

A continuación, me acerqué un poco más a mis raíces. Decidí que quería aprender tai chi, y a través de las páginas amarillas encontré una escuela de tai chi impartida por un maestro de kung fu en Chinatown, así que fui a ver una clase. Estaba en una vieja y sucia sala de almacén en el piso de arriba. Cuando llegué me senté en un banco de madera cerca de la puerta y observé. Sólo había dos estudiantes. Estaban de pie contra la pared de un lado y cada uno de ellos tenía un instructor de pie frente a él, mirándolo fijamente. Estaban haciendo algún tipo de ejercicio sencillo como levantar una pierna y mover la rodilla en círculo, y luego la otra, algún tipo de ejercicio de equilibrio. El maestro sólo apareció para darme la mano cuando entré, y luego volvió a la otra sala e ignoró a los alumnos y a sus profesores. Todo era un poco oscuro y poco acogedor, por no decir otra cosa. Nunca volví.

Muchos años después descubrí que este profesor era un falso maestro. Se fue a China durante un par de meses y tomó algunas clases de kung fu.

Cuando volvió a Seattle abrió una escuela y se hizo llamar maestro de kung fu. De hecho, se atrevió a enviar a mi profesor de chi kung, el Sr. Yueng, una carta en la que le retaba a luchar. El Sr. Yueng aceptó el reto y acordó reunirse en el dojo del falso maestro en una fecha y hora determinadas, pero cuando llegó el falso maestro ya no estaba. Entonces el Sr. Yueng compró una de las camisetas de su escuela en la tienda de abajo como trofeo.

Este maestro era bueno en una cosa, sabía cómo hacer el truco que quizás hayas visto, en el que alguien pone una lanza contra la base de su garganta y luego se apoya en ella para doblar la lanza. Una vez hizo una demostración pública de eso en un gran evento al que asistió el Gran Maestro de Tai Chi Tchoung Ta Tchen de Vancouver, Canadá. Tchoung Ta Tchen fue el maestro de Andy Dale, que fue mi maestro, así que eso lo convirtió en mi abuelo maestro. Cuando Tchoung vio el truco de la lanza se acercó y dijo: "Eres fuerte allí, pero ¿qué hay de aquí?" y agarró un gran puñado del costado del tipo y pellizcó con fuerza. El Sr. Fake Master cayó al suelo en agonía.

Esto está relacionado con algo relativamente desconocido, que los antiguos maestros de tai chi podían hacer. Podían agarrar a alguien con fuerza a cada lado del vientre, por los michelines, por así decirlo, en un pellizco realmente fuerte que podía aplastar órganos, y luego sacudir a la persona con la suficiente violencia como para matarla, como un perro que sacude a un conejo y lo mata rompiéndole el lomo.

Poco después de eso, estaba caminando por el majestuoso Woodland Park en el norte de Seattle una tarde gloriosamente soleada y vi a dos tipos practicando algún tipo de defensa personal. Me acerqué y les pregunté por aquel profesor de Chinatown. Fueron educados al respecto, pero estaba claro que consideraban que aprender algo de ese tipo sería un gran error.

Resultó que uno de esos tipos, Andy Dale, era profesor de tai chi, y me dio su tarjeta de visita. Años más tarde descubrí que era uno de los profesores de tai chi caucásicos más avanzados que uno podía esperar conocer y un verdadero maestro del arte. Más tarde el Sr. Yueng me dijo que Andy era un maestro, y que él lo sabría. El otro tipo era Dave Harris, estaba en el 0,01% de los mejores luchadores del mundo. Dave era el hijo adoptivo número uno del Sr. Yueng, y Andy era su segundo hijo adoptivo. Es increíble lo rápido que gravitó hacia mi linaje una vez que mi interés se encendió. Yo era un dragón, lo que no sabía en ese momento, y luego, cuando empecé a buscar a mi maestro, me encontré con otros dos dragones que iban a ser mis hermanos y maestros, mientras jugaban en el parque.

Un mes después de conocer a Andy decidí visitar una de sus clases. Me gustó lo que vi. Era un gran contraste con la clase de tai chi que había visto en Chinatown. Era un espacio acogedor y luminoso con moqueta en el suelo. Los alumnos se divertían claramente aprendiendo, y Andy mantenía a todos aprendiendo tan rápido como podían. Era un buen profesor y la clase tenía una energía brillante y emocionante. Me apunté a sus clases de Yang Tai Chi, que eran los martes por la mañana.

Me encantaba el tai chi porque requería mucha concentración, una cuidadosa observación y una cuidadosa imitación, que eran actividades nuevas y desafiantes para mí que realmente me encantaban practicar. Era la primera vez en mi vida que intentaba aprender algo que supusiera un verdadero reto, y me encantó. Todo lo que había aprendido en la escuela o en el trabajo siempre había sido demasiado fácil. Enseguida entré en un mundo que ni siquiera sabía que existía... un magnífico mundo de movimiento meditativo. Como el tai chi tiene tantas reglas en las que centrarse y movimientos y posturas que hay que hacer bien, me ocupó la mente más que nada antes. Descubrí que el tai chi es uno de los mejores tipos de meditación con los que un principiante puede empezar, porque la concentración reflexiva en el cuerpo ayuda a evitar el pensamiento.

También descubrí que el tai chi es un buen ejercicio, y salvo un poco de senderismo, apenas había hecho ejercicio antes. Todo el ejercicio que conocía hasta entonces era tan aburrido y sin sentido que no me gustaba. Sin embargo, el tai chi entrena tanto la mente como el cuerpo, además de entrenar el equilibrio y la coordinación, e incluso la lucha. Lo más importante, sin embargo, es que me gustaba mucho, y disfrutaba tanto practicando que me iba bien, tanto que después de un par de años Andy me recomendó que empezara a enseñar tai chi.

Por aquel entonces, en una gloriosa tarde de verano de Seattle, estaba en Woodland Park viendo a Andy dirigiendo una clase de Chen Tai Chi. Esa clase era pequeña y todos los alumnos eran bastante avanzados. Muchos de ellos eran también profesores. Yo no estaba aprendiendo el estilo Chen en ese momento, así que me senté en el suelo, me apoyé en un gran árbol de hoja perenne y observé.

Estaba allí porque era el cumpleaños de Andy, y después de la clase fuimos todos a un restaurante griego local para celebrarlo. Éramos unos veinte, y acabamos sentados en una larga mesa. Al otro lado de la mesa y una silla más allá, estaba sentado un chino mayor que había visto fuera del restaurante. Era muy educado y parecía un poco tímido. La mayoría de nosotros llevábamos vaqueros y sudaderas y ese tipo de cosas, y las mujeres solían ir un poco mejor vestidas que los hombres. Pero él llevaba un traje de negocios azul oscuro muy bonito y nuevo, con una camisa blanca muy brillante y una corbata.

Junto a él había una joven china, Angela, que le hacía de traductora. Empezamos a hablar de Chi Kung y me dijo que era un maestro de Chi Kung. Le comenté que estaba aprendiendo un tipo de Chi Kung llamado Camisa de Hierro de un libro y que quería enseñar Chi Kung. Ella no fue capaz de traducir el estilo Camisa de Hierro de una manera que él entendiera, así que me dirigí a la cabecera de la mesa y le pregunté a Andy, el chico del cumpleaños, cómo debía describirlo. Me lo dijo y luego dijo: "Es el maestro de Kung Fu más avanzado de la Costa Oeste. Fue el maestro de Kung Fu de Bruce Lee". Entonces me quedé un poco asombrado. Pensé que era muy guay estar sentado justo enfrente de un verdadero maestro, y no cualquier maestro, sino un maestro de Kung Fu realmente avanzado. Incluso me dio su tarjeta. Decía "Maestro de Chi Kung" y su nombre, Fook Yueng. Cambió de sitio con Angela para sentarse justo enfrente de mí, y puso sus manos en mis codos durante un par de segundos. Luego se levantó, se inclinó sobre la mesa y me revisó los hombros y luego algunos lugares de la nuca. Me dijo que tenía algunos bloqueos en el cuello, lo cual era absolutamente correcto. Tenía uno malo, pero ni siquiera lo sabía en ese momento.

Esa noche, mientras estaba en el restaurante, hizo algunas cosas interesantes. Puso su mano en la muñeca del tipo que estaba sentado a su lado y después de un par de segundos dijo: "Oh, te has hecho daño en la rodilla". Tenía razón. Aproximadamente un año antes, el tipo en cuestión, Bruce, había resbalado en la hierba mojada mientras practicaba Tai Chi en el parque, y había sufrido una grave lesión en la rodilla. Más tarde, durante esa cena, el Sr. Yueng cerró el puño e hizo que uno de los otros chicos le pusiera la palma de la mano encima, esta persona entonces exclamó "¡WOW!". No tenía ni idea de lo que estaba pasando allí, pero en retrospectiva apuesto a que recibió una gran ráfaga de energía en su mano.

Más tarde, en la clase de Tai Chi de la mañana, Andy me dijo que se dio cuenta de que el Sr. Yueng había estado jugando a hacer que la gente se moviera inconscientemente, como si fueran marionetas, como si él estuviera tirando de sus hilos. También me habló un poco del Sr. Yueng y de Bruce Lee.

Conocer al Sr. Yueng y obtener su tarjeta me causó una gran impresión, más, por ejemplo, que conocer al presidente de los Estados Unidos. Más tarde, Andy me dijo en privado que el Sr. Yueng estaba aceptando alumnos, y yo no tenía ni idea de que se refería a mí, en aquel momento, y tardé un mes o dos en armarme de valor para decirle a Angela que quería ser alumno del Sr. Yueng. Años más tarde me contaron que fue Angela quien le convenció para que enseñara Chi Kung porque al principio no iba a enseñar a occidentales.

Angela iba a la clase de Tai Chi Yang de Andy, así que era mi hermana de Tai Chi. Yo seguía pensando que el Chi Kung con Camisa de Hierro del popular libro de Mantak Chia era algo bueno, así que en un momento dado le di su libro sobre Camisa de Hierro a ella para que el señor Yueng lo mirara. Ella trajo el libro de vuelta a la semana siguiente y me dijo que el Sr. Yueng dijo que era un montón de cosas sin relación que alguien había juntado. Como el Sr. Yueng era súper vidente, habría sabido que para mí haber sido alumno y maestro de ese tipo sería como tirarme a la basura. Supongo que no les gustó la idea de tirarme a los perros de esa manera.

En ese momento Ángela estaba caminando unas quince cuadras hacia el norte para llegar a una parada de autobús, así que me ofrecí a llevarla y ella aceptó, pero me di cuenta de que le preocupaba que intentara recogerla, así que le conté que estaba recién casado y que también había adoptado recientemente a una niña. Durante el trayecto y después de llegar a la parada del autobús hablamos un rato sobre el Chi Kung y el señor Yueng. Le dije que sería estupendo poder recibir clases de él y ella me dijo que debería hacerle una visita. La semana siguiente volví a llevarla a la parada del autobús. Esta vez me dijo que el señor Yueng quería verme, así que le di mi número de teléfono. Me llamó unos días después y concertamos una cita para que me viera el Sr. Yueng. Me preocupaba que, después de revisarme, me considerara inaceptable por alguna razón.

En mi primera visita al Sr. Yueng estaba nerviosa. Tenía ese miedo al rechazo, y además no sabía cómo actuar. Me presenté en la puerta de su casa a la hora acordada y llamé al timbre. Después de un par de minutos que me parecieron muy largos, me abrió la puerta principal y me hizo pasar a su garaje. El señor Yueng es una persona tan amable que pronto me relajé. Además, me dijo que me sentara en una silla y me relajara.

Se sentó en una silla frente a mí. Me hizo poner las manos en mi regazo con las palmas hacia arriba y luego puso su mano a unos 30 centímetros por encima de la mía y abrió lentamente su mano con la palma hacia abajo, hacia mis manos. Hizo ligeros movimientos de arriba a abajo y de lado a lado como si estuviera sintiendo algo. Luego se levantó y empezó a recorrer mis brazos, hombros, pecho y espalda de la misma manera. Me dijo que me dolían los músculos del pecho y tenía razón. La semana anterior había hecho un duro ejercicio isométrico para el pecho y había forzado los músculos del pecho. Me habían dolido durante varios días, pero en ese momento el dolor casi había desaparecido. Me preguntó qué tipo de trabajo hacía, y le dije que el mantenimiento del césped, la jardinería. Me dijo que si hacía un trabajo físico no debía hacer ningún ejercicio al llegar a casa, que debía relajarme. Me dijo que tenía demasiada tensión en la parte superior del cuerpo y que sería malo para mi corazón. Siguió palpando mi energía y luego señaló mi antebrazo izquierdo y dijo que tambіén me había hecho daño. Pensé que se refería a mi muñeca, así que le dije: "No, me he hecho daño en esta muñeca", y señalé mi muñeca derecha. Me la había lesionado un año antes y había tardado en curarse. No fue hasta más tarde ese mismo día cuando recordé que esa misma mañana había tenido un dolor muscular en la parte exterior del antebrazo izquierdo. Evidentemente, él fue capaz de detectar el dolor muscular que yo ya había olvidado, y fue capaz de sentirlo al escanear la energía en mi espalda.

Después de unos minutos de esta evaluación me hizo ir a la zona alfombrada del garaje. Angela me dijo: "Haz lo que él hace", y empezamos a realizar una serie de ejercicios suaves que duraron aproximadamente una hora. Angela se quedó en la mesa leyendo un libro. Después de los ejercicios, el Sr. Yueng me hizo sentarme en una silla y hacer unos cuarenta y cinco minutos de meditación sentada con los codos a los lados, las manos al frente con las palmas hacia abajo y los dedos extendidos. Luego empezó a repasar mi cuerpo con las manos a unos 30 centímetros de mí. Hacía esto durante unos minutos, luego se iba durante unos minutos, luego volvía y lo hacía un poco más. Parecía concentrarse sobre todo en mis antebrazos. Después de hacerlo varias veces, me apuntaba con los dedos a los antebrazos, y mis dedos empezaron a hacer pequeños movimientos de sacudida y sentí pequeños chasquidos en los músculos de los antebrazos, como si se estuvieran liberando tensiones o adherencias. Mientras tanto, en su garaje, llevaba ya un buen rato sentado en esa posición y los débiles músculos de la parte superior de la espalda se cansaban y empezaban a doler. Estaba bastante seguro de que él podía detectar el dolor y yo pensaba: "vamos, dame un respiro". Pero no me dejó tranquilo y me empezó a doler mucho la espalda.

Había oído que muchos de estos viejos maestros te obligaban a hacer una meditación durante mucho tiempo, a veces una hora o más, y que si no estabas dispuesto a pasar por el dolor entonces no estabas hecho para ser su alumno. Así que me sometí al dolor. Cuando terminó el tiempo, me masajeó los dedos, las manos, los brazos, los hombros, el cuello y la espalda. Luego hicimos un par de minutos más de ejercicios suaves de enfriamiento. Después de eso, se acercó y miró mi pecho durante un segundo, luego puso una mano en mi espalda detrás de mi pulmón izquierdo y la otra mano en mi pecho delante de mi pulmón izquierdo y acercó su cabeza como si estuviera escuchando algo. Me dijo que mis pulmones no se estaban abriendo del todo, luego dijo: "Vuelve la semana que viene, a la misma hora", y me llevó a la puerta de atrás y se despidió. Eso significaba que me habían aceptado como estudiante, pero no se había hablado de dinero ni de pagos ni nada por el estilo.

Esa misma tarde noté que me sentía muy bien, y pensé que era porque estaba muy relajado. Mucho tiempo después me di cuenta de que me sentía tan bien principalmente porque me había llenado de mucha energía chi pura y saludable, pero como en ese momento no podía sentir la energía, no lo sabía. Tuvo un fuerte efecto, estar más relajado y con más energía me hizo sentir muy bien, y eso me hizo estar bastante alegre, cosas ambas que eran raras para mí en aquel entonces.

Al día siguiente tenía una clase de Tai Chi, así que le conté a Andy mi primera visita al Sr. Yueng. Andy me dijo: "Vigílalo como un halcón", y ese es el mejor consejo que he recibido, y probablemente el mejor consejo que existe para los estudiantes de estas artes. Es asombroso los detalles y "secretos" que puedes captar si observas con mucha atención, y que pueden perderse fácilmente si no lo haces.

Yo fui el primer alumno real de chi kung del Sr. Yueng, y fui la motivación para que enseñara. Angela le habría dicho que yo era una buena alumna que practicaba mucho y que le gustaba aprender estas artes. Además, como me había tocado en el restaurante, sabía de nuestras conexiones con vidas pasadas.

Seguí yendo a ver al Sr. Yueng cada semana durante unos ocho años y me enteré de cosas que creía imposibles. Poco a poco descubrí que no era sólo un maestro de Chi Kung, sino que era un poderoso mago y un inmortal taoísta.

3 - PRACTICANDO EL
CAMINO DEL PODER

Seguí yendo a ver al Sr. Yueng cada semana y cada vez era lo mismo. Tenía una casa de dos pisos, y el tercio posterior de la planta baja era como un garaje para tres coches, que consistía en una gran sala abierta que atravesaba toda la parte trasera, con dos puertas de garaje. Como hacíamos ejercicio en su garaje, yo conducía hasta el callejón, aparcaba detrás de la casa y entraba por la puerta del garaje de atrás. La puerta del garaje era una de esas grandes y viejas unidades de metal que se enrollaban hacia el techo, y hacía un enorme ruido cada vez que la abría o la cerraba, por lo que no era posible entrar sin que los vecinos lo supieran. Este espacio en el sótano era nuestra sala de prácticas. Tenía las dos puertas del garaje, una en la parte central y otra que estaba a la izquierda si se miraba desde fuera. Yo llamaba a la puerta, el señor Yueng levantaba la ruidosa y nos saludábamos. Tras cerrar la puerta, nos colocábamos en posición y empezábamos a practicar. No había nada formal en ello. No había reverencias ni se le llamaba maestro. Era todo muy informal, y me dijeron más tarde que no le gustaba que le llamaran maestro, sólo quería que le llamaran por su nombre de pila, que era Fook, pero yo no me atrevía a ser tan familiar con él, así que por respeto siempre le llamaba señor Yueng, cosa que también hacía Andy, y la mayoría de la gente que le conocía.

Tenía moqueta en el suelo, así que me quitaba los zapatos pero normalmente nos dejábamos los calcetines puestos, dependía del tiempo. Aunque llevaba varias décadas viviendo en Estados Unidos, hablaba muy poco inglés, así que no hablábamos mucho antes de las clases.

El compartimento del garaje a mi izquierda estaba separado de los otros dos compartimentos por una pared a la altura de la cintura que llegaba hasta dos tercios de la altura, con una tela que colgaba desde arriba, lo que hacía que esta zona estuviera semioculta y no fuera visible cuando la luz de ese lado estaba apagada. Utilizaba ese espacio como almacén y como altar. El altar era un estante alto y abierto, que llegaba a la altura de la cabeza. Tenía patas y marcos metálicos de latón, y estantes de cristal. Enfrente, contra la pared baja, había una especie de silla alta que también tenía un reposapiés alto. Una vez me senté en esa silla alta frente a su pequeño altar cuando él estaba en la otra habitación. Cuando entró en el garaje y me vio, me dirigió una mirada severa y con un rápido movimiento de la cabeza hacia un lado me indicó que me bajara de la silla a toda prisa, cosa que hice. Parecía que no quería que ensuciara su lugar de meditación con mi energía relativamente inculta y sucia.

En el estante central del altar había una foto enmarcada de una persona con túnica naranja, que creo que es budista. Dijo que se trataba de su maestro, pero que nuestro Chi Kung era puramente taoísta, sin ninguna influencia del budismo. Había un quemador de incienso y algunos cuencos pequeños con frutas. En el centro había una estatua roja y brillante de un anciano de aspecto desaliñado. El señor Yueng me dijo que era una estatua de un famoso santo mendigo que alguien le había regalado. Supuse que lo honraba en la posición central porque era un bonito regalo. No fue hasta décadas después que Steve Smith, el heredero designado del señor Yueng, me dijo que éste era miembro de una sociedad secreta llamada la secta de las Manos de los Mendigos, o el Clan de los Mendigos. Steve dijo que nosotros también estábamos en ella a través del linaje familiar. Resulta que el linaje familiar en el que estamos no es sólo el físico. Incluye generaciones de espíritus que se reencarnan y se enseñan unos a otros en cada generación.

Este grupo ha estado tan bien oculto a lo largo de la historia que, hasta hace poco, el público asumía que no era más que un antiguo mito ficticio. De todos modos, me pareció especial ser miembro de un humilde grupo de guerreros tan secreto que la gente lo asumía como algo mítico.

Conocí a un tipo que había estado en Hong Kong, donde conoció a un viejo y misterioso maestro de

Chi Kung con el que había soñado un par de veces antes de conocerlo. Este maestro había estado en la Ópera del Barco Rojo y también pertenecía al Clan de las Manos del Mendigo. Practicó algo de Nei Kung con el tipo unas cuantas veces y dijo que era tan físico que era brutal. Esto se parece tanto a mi Tien Shan Chi Kung que apuesto a que era lo mismo. Mi teoría es que el Clan de los Mendigos eran los asesinos, y que trabajaban dentro de la ópera.

Con el Sr. Yueng nunca se hablaba durante la práctica, ni durante la parte de movimiento de pie, ni durante los ejercicios sentados y la meditación. No decía ni una palabra, y eso estaba bien para mí, ya que había aprendido a observar e imitar cuidadosamente el movimiento con mi Tai Chi. El Tai Chi requiere mucha explicación verbal, pero para el camino del poder del Nei Kung la única forma posible de aprenderlo realmente es a través de la observación silenciosa y la imitación. Hay muchas razones por las que el verdadero Nei Kung, esos vastos sistemas de práctica que están diseñados para producir poderosos maestros, se enseña en silencio y no voy a entrar en ellas aquí, pero Lao Tzu, que era un maestro de Chi Kung de alto nivel, escribió sobre ello. Cuando escribió "los que hablan no saben y los que saben no hablan", no se refería sólo a los maestros taoístas en general, sino también a los maestros de Chi Kung. Lao Tzu también escribió un sentimiento paralelo: "el sabio enseña sin hablar". Te preguntarás cómo un sabio, un almacén de sabiduría, puede enseñar algo si no dice nada. Pues bien, yo descubrí exactamente cómo funciona eso cuando fui alumno del señor Yueng. Una de las muchas razones es que la espiritualidad es silenciosa, y la meditación sólo hace su trabajo en silencio.

Durante nuestras prácticas nos colocábamos en la nave central del garaje de tres secciones, con él cerca del extremo de la casa y de la puerta que da al pasillo, mientras yo me colocaba en el centro del extremo de la puerta del garaje. Nunca me paré a pensar en lo genial que era para mí ser el único alumno de un poderoso mago taoísta, porque no sabía que era poderoso ni mago. Sabía que era el maestro más avanzado que iba a conocer y por eso me limitaba a hacer lo que él quería que hiciera lo mejor posible. Lo que me parecía genial era que estaba aprendiendo de un maestro de Chi Kung que era el mejor maestro de Kung Fu de la Costa Oeste, y el principal maestro de Kung Fu de Bruce Lee, lo que me convertía en el hermano de Kung Fu de Bruce. No supe lo especial que era el Chi Kung durante mucho tiempo. No es mi naturaleza pensar tales cosas. Simplemente lo acepté como parte del flujo natural de mi vida en el que había caído.

Fui el único que practicó con el Sr. Yueng durante un mes, y luego Angela se unió a nosotros para nuestras prácticas de la tarde, Ella se alojaba allí en la casa del Sr. Yueng, y trabajaba en el hospital de la

Universidad de Washington. Cambió su turno de trabajo para poder estar allí por las tardes y hacer de traductora.

Después de unos meses de esto, estábamos haciendo nuestra rutina habitual y nos encontrábamos en una posición en la que nos inclinábamos hacia un lado con los brazos extendidos hacia atrás cuando la palabra "chink" apareció en mi cabeza -en silencio- pero no fue tan silenciosa en mi cabeza, fue más bien un grito, un grito psíquico. Justo en ese momento, el señor Yueng perdió el equilibrio y tuvo que agitar los brazos para recuperarlo, luego continuó con el ejercicio. Era obvio que había escuchado mi pequeño comentario, y me sentí absolutamente mortificado. No sabía de dónde había salido esa palabra ni por qué se me había metido en la cabeza de repente, porque la palabra no se me había ocurrido antes, ni tampoco ningún otro término despectivo.

No soy racista, y tenía el máximo respeto por el Sr. Yueng, pero mi padre era un poco racista, y yo venía de una familia de cinco hermanos que se dedicaban más o menos permanentemente al deporte de insultarse y burlarse unos de otros. Sin embargo, creo que el origen era mi propensión a hacer comentarios poco amables para mí mismo, en mi cabeza, sobre algunas de las diferentes personas que veía y que me parecían raras, diferentes, antipáticas o poco amables, y esta propensión ya se estaba curando, aunque yo no lo sabía en ese momento. Lo único que sabía era que era muy molesto, y siguió siéndolo cuando empezó a suceder una y otra vez en las clases siguientes. Sabía que él podía oírme cuando esa palabra aparecía en mi cabeza, y me dolía mucho cada vez. No podía hacer que se detuviera, y solía aparecer en mi mente dos o tres veces durante la clase. Además, ahora sabía que él era lo suficientemente psíquico como para conocer el tormento que me estaba causando. Me esforcé por controlar mis pensamientos y hacer que no apareciera en mi mente, pero aún no tenía tanta habilidad. Empezó a molestarme hasta el punto de que me daba pavor ir a clase, y me salté una o dos. Entonces, una vez, después de que esto había sucedido durante un par de meses, le dije, mientras estábamos sentados juntos en la mesa, que tenía un problema.

Su respuesta fue inesperada. Dijo que lo sabía y que no se preocupara porque a él le había pasado lo mismo cuando empezó con el Chi Kung. Eso fue todo. Ninguna otra discusión. No ofreció ninguna solución del tipo que cabría esperar de uno de esos "profesores que hablan", pero mostró aceptación, comprensión y la promesa de que acabaría, como le ocurrió a él. Y se detuvo justo después de eso, probablemente porque ya no me torturaba masoquistamente por lo mucho que le molestaba. Este es el tipo de curación emocional que suele resultar de una práctica de meditación de alta potencia, y el tipo de apoyo que recibes del maestro cuando estás en el camino espiritual del guerrero. No hay que hacer de niñera. No hay excusas. Arreglas tu propio lío... o no lo haces... por tu cuenta.

Después de varios meses, otro chico, Larry, empezó a venir a clase, así que éramos Larry, yo y Angela en clase. Cuando Larry empezó a venir a las clases, iniciamos una nueva tradición, que consistía en sentarnos alrededor de la mesita redonda antes y después de la clase y hablar. El Sr. Yueng nos dijo que podíamos preguntar lo que quisiéramos y que no habría secretos. Qué oportunidad tan increíble, ¿no crees? Es bastante común que los maestros chinos de las artes internas guarden secretos, así que que un maestro diga que no hay secretos y lo diga de verdad es muy raro. Sin embargo, no éramos muy buenos haciendo preguntas ni sabíamos todavía lo suficiente sobre el Chi Kung como para hacer las preguntas correctas.

A menudo cocinaba arroz en su pequeña cocina mientras los estudiantes hacíamos nuestra meditación sentada de una hora de duración y el olor era fantástico, como el de unas buenas palomitas de maíz con mantequilla, pero mejor. Le pregunté cómo cocinaba el arroz para que oliera tan bien y me dijo que era un secreto. Así que parecía que quedaba un secreto o dos... lo que me pareció bastante gracioso.

Una vez me rompí un hueso del pie, pero sólo era una pequeña astilla. Había estado corriendo por una pendiente en un parque con mi perro lobo/ malamute y tropecé. El ligamento que baja por el lado de la pierna se estiró demasiado y se arrancó un trocito de hueso donde estaba anclado al lado del hueso del talón. Esa misma noche se me hinchó mucho y todo el pie empezó a ponerse morado y negro. Llamé al Sr. Yueng sobre las diez de la noche y le dije que me había hecho daño en el pie. Me dijo que fuera a su casa, en el centro-sur de Seattle. Cuando llegué, me hizo sentar en una silla y poner mi pie sobre su pierna mientras él se sentaba en una silla frente a mí. Hizo una proyección de energía en él y luego levantó mi pie y exprimió toda la hinchazón, que dolía bastante. Supongo que me empujó la hinchazón hacia abajo de la pierna, pero desapareció. Luego sacó una pequeña botella de líquido negro que olía como si tuviera algo de alcohol. Me frotó ese líquido negro en el pie y el tobillo, y luego me envolvió con un paño que empapó en el líquido negro. A continuación, me vendó el pie con una venda elástica tipo Ace. Podía cojear sin problemas, pero estaba seguro de que tenía un hueso roto, así que a la mañana siguiente fui a la sala de urgencias del hospital de la Universidad de Washington para que me examinaran. Cuando el médico desenvolvió el pie, vimos que no había hinchazón y que no había nada negro ni azul, que son grandes indicadores de un hueso roto. Así que el médico empezó a moverme el pie de un lado a otro y de un lado a otro, diciendo: ¿te duele ahora? ¿Te duele ahora? Lo movió en un sentido y sintió un dolor agudo, y entonces descubrimos que no podía mover el pie en una dirección, así que me hicieron una radiografía y descubrieron la pequeña astilla de hueso que me habían arrancado del lado del talón. El caso es que el hueso ya había empezado a cicatrizar y si lo hubiera dejado solo y vendado, no habría pasado nada, pero ahora el médico me lo volvió a romper, así que pedimos cita para ver a un cirujano que me lo volviera a unir con la ayuda de unos tornillos.

A la semana siguiente, Ángela me dijo que no fuera al cirujano porque sabía de gente a la que le habían conectado los huesos con tornillos, los hacía más débiles. A menudo se rompían de nuevo en la misma zona, dijo. Confié en ella, porque trabajaba en el mismo hospital. En consecuencia, cancelé mi cita para la cirugía y el hueso se curó bien por sí mismo. Sólo sobresale un poco porque el hueso se curó después de haber sido movido y quedó un hueco entre las piezas.

El líquido negro que el Sr. Yueng me puso en el pie fue milagroso. Había comprado algo similar, llamado Dit Da Jow, en una tienda de hierbas chinas y tenía el mismo color negro intenso, pero era más bien una pasta. El producto de la tienda apenas tenía efecto para hacer desaparecer el color negro y azul de los moratones, pero el líquido negro que el Sr. Yueng había utilizado hizo desaparecer absolutamente todos los moratones, hasta el punto de que casi no quedaba rastro de ellos después de diez horas.

Empecé a pensar que el Dit Da Jow que hizo era tan eficaz que podríamos comercializarlo y ganar un millón de dólares, pero dijo que no, que era otro secreto. Dijo que era un secreto de familia, y que su familia sería la Compañía de Ópera del Barco Rojo, o lo que quede de ella. Así que pretendía enseñarnos Chi Kung sin secretos, pero no quiso compartir ningún secreto sobre cómo cocinar arroz o hacer medicina.

Al principio, no era capaz de sentir la energía, pero mi profesor de Tai Chi, Andy, había hablado a menudo de ella como algo que podía sentir, lo que lo convertía en un gran misterio para mí. Después de un par de meses de hacer Chi Kung con el Sr. Yueng, empecé a notar que me latía el pulso en las manos cuando las mantenía extendidas con los dedos rectos, pero esto era diferente. En realidad estaba sintiendo energía, pero entonces no lo sabía. Con cada latido de mi corazón, mis manos palpitaban con una sensación de vibración y de plenitud. No es que mis manos vibraran, era una vibración de alta frecuencia bastante fina en los nervios de mis manos. Lo consideré como que empezaba a ser consciente del pulso en mis manos. Más o menos en ese momento, el Sr. Yueng me dijo que mi energía empezaría a alternar entre una mano y la otra, y efectivamente, justo después de eso, cuando extendía las manos y me concentraba en ellas, el pulso alternaba de un lado a otro con cada latido del corazón. Un latido y la mano derecha pulsaba, al siguiente la mano izquierda pulsaba. Fue entonces cuando me di cuenta de que la vibración que sentía era en realidad la energía, y que coincidía con mi pulso. Más tarde, poco a poco, cuando me concentré en mis manos, el pulso desapareció y la sensación de energía permaneció constante. Después llegué a ser capaz de sentir la energía de una mano con la otra. El Sr. Yueng me enseñó una técnica para proyectar energía desde mi mano, y pude utilizarla un par de veces con algunas personas, que pudieron sentir la energía. Sentí que era un gran paso para mí cuando otras personas podían sentir la energía de mis manos. Progresando.

Hablamos un poco sobre el chi, y jugamos a algunos juegos de energía que tenían que ver sobre todo con la capacidad de sentir la energía de diferentes cosas mientras escaneábamos por encima de ellas con nuestras manos. También escuchamos historias sobre las hazañas de diferentes monjes y figuras históricas del taoísmo, junto con algunas de sus propias historias personales de fantasmas. A veces hablábamos durante más de una hora antes y después de la clase, lo que hacía que ésta ocupara la mayor parte de la tarde. A mí me parecía bien, porque trabajaba por mi cuenta y tenía un horario muy flexible.

La casa del Sr. Yueng estaba en el centro-sur de Seattle, un poco al sur del Distrito Internacional, y mi casa estaba en el norte de Seattle. La mía era una pequeña casa de dos dormitorios en el interior de los suburbios y tenía un garaje en la parte trasera. El garaje tenía mi taller de fabricación de metales en un lado y una sala de ejercicios/práctica en el otro. En ese momento estaba casado con mi tercera esposa, y ella había adoptado una niña de Bulgaria.

Después de haber adquirido la capacidad rudimentaria de sentir y proyectar el chi de mis manos, estaba en mi garaje en el lado que mi esposa había arreglado muy bien para que su grupo de danza del vientre practicara y bebiera vino. Estaba sentado en el suelo con las piernas cruzadas y sosteniendo una gran bola imaginaria de un metro y medio de diámetro frente a mí, cuando mi hija de seis años entró en la habitación, se acercó y se puso justo delante de mí, entre mis manos. Cuando llegó allí moví mis manos suavemente una hacia la otra como si comprimiera suavemente un gran globo de metro y medio, y ella empezó a temblar y a estremecerse violentamente. Cuando vi esto, dejé de presionar la "bola de energía", y ella dejó de temblar. Supongo que eso hizo que sus circuitos de energía se activaran rápidamente. Justo después, el Sr. Yueng nos dijo que no debíamos hacer ningún trabajo energético con niños de cinco años o menos porque se les freirían los circuitos, así que eso estuvo cerca. Hasta entonces no tenía ni idea de que presionar suavemente una pelota imaginaria con mis manos, cada una a dos pies de una persona, constituía un trabajo energético.

Gran parte de lo que aprendimos fue a utilizar las manos como antenas sensoras. Esto fue importante durante toda la práctica, desde los niveles iniciales hasta el final. Practicamos la palpación de rocas y cristales que estaban sobre una mesa de madera, pasando las manos por encima de ellos de un lado a otro lentamente, con la palma hacia abajo a unos quince centímetros por encima de ellos. La razón del movimiento de exploración lenta es que hace más fácil notar la diferencia en la energía al pasar de una a otra y también localizar la posición del cristal sintiendo su ubicación en lugar de mirar. Yo llamo a esta habilidad Manos de Radar y puede llegar a ser bastante aguda, tanto en el envío como en la percepción. Algunas personas, como Ángela, pueden sostener un objeto hecho en Egipto hace siglos, en sus manos durante unos segundos, y luego hablar del carácter y las emociones de la persona que lo hizo hace tanto tiempo.

Mientras jugaba con esto, descubrí que mientras caminaba, podía sentir la diferencia entre las diferentes superficies sobre las que caminaba. Por ejemplo, al pasar de una hierba blanda a una acera de hormigón duro, podía sentir el cambio manteniendo las manos con las palmas hacia abajo a la altura de la cintura y caminando con firmeza. Esto es algo que se hace en el Bagua Chi Kung pero lo hacen caminando en círculos. Cuando hago este tipo de "caminar en círculo" dentro de una habitación, puedo sentir cómo mis manos atraviesan el campo de energía de la Tierra. Si me concentro en ello, puedo sentir que mi cabeza se mueve a través del campo energético de la Tierra. Durante un tiempo hice mucho Chi Kung en mi patio trasero de espaldas a un gran cedro, y llegué a sentir la ubicación del árbol con mi espalda mientras rodaba de un lado a otro sin tocarlo.

Por aquel entonces hacía muchas excursiones con mochila, adentrándome en la naturaleza de las increíbles montañas Cascade del estado de Washington, durante cinco o seis días seguidos. En estos viajes, a menudo apuntaba con la mano hacia un lado cuando pasaba por delante de los árboles en el camino. Al principio podía sentir los árboles que pasaban a un pie de distancia de mi mano, pero con algunos meses o años de práctica ocasional, llegué a sentir algunos árboles más grandes que estaban a doce pies de distancia al pasar. A veces, en el parque de la ciudad, apuntaba con mis manos a un árbol, caminaba hacia él y veía a qué distancia podía empezar a sentir su energía. Una vez probé esto en un gran árbol de secuoya gigante que estaba al sol en el parque Seaward de Seattle, y sentí la energía con fuerza a seis metros de distancia. Me pareció tan sorprendente que se lo conté al Sr. Yueng. Él y Angela vinieron conmigo a comprobarlo. No estaba tan lejos de su casa. Un joven estudiante mío vino con nosotros, y cuando llegamos al árbol el señor Yueng puso una mano en la espalda del joven y la otra en el árbol. Dijo que estaba transfiriendo la energía enferma del estudiante al árbol. También dijo que las secuoyas gigantes son las mejores para curar los nervios y el cerebro. El Chi Kung de los árboles es una ciencia extensa pero poco conocida, que es la mejor para deshacerse de la energía enferma. Todo el mundo, excepto uno entre un millón, como el Sr. Yueng, tiene lo que llamamos energía enferma, y se puede sentir cuando uno se vuelve muy sensible a la energía. La forma básica en que se realiza el Chi Kung del Árbol es colocarse en una postura de meditación llamada "abrazar el árbol", que es lo mismo que "sostener la pelota". Se sostiene la pelota con los brazos alrededor del árbol pero sin tocarlo. El tacto, el contacto físico, enmascara la sensación de energía que puedes sentir en tu piel. Otra buena forma de hacer Chi Kung en el árbol es utilizar los métodos de caminar en círculo de Bagua Chi Kung, pero hacerlo rodeando un árbol y concentrándose en él.

Yo solía hacer la meditación de pie en el árbol en la postura "Abraza el árbol" o "sosteniendo la pelota". Era como abrazar el árbol pero sin tocarlo físicamente, sólo haciendo una meditación/intercambio de energía. Otra cosa que practicaba mientras estaba en las montañas era comprobar si los campamentos habían sido utilizados recientemente. Las montañas de Washington son las más empinadas del mundo y los lugares llanos para colocar las tiendas son escasos, por lo que siempre utilizaba una hamaca o una bolsa de vivac. Como los campamentos eran tan escasos y tan obvios, cuando llegaba a uno escudriñaba la energía del lugar con la mano a la altura de la cintura, con la palma hacia abajo, y veía si el lugar de la tienda había sido ocupado recientemente. Así podía saber si una o dos personas habían estado en la tienda, y en qué dirección estaban orientadas sus cabezas y pies. Si había más de una tienda en un campamento, podía sentir cuáles habían sido utilizadas. No sé cuántos días antes, pero supongo que fue la noche anterior cuando la gente durmió en esos lugares.

La energía de la gente que sentía en estos campamentos remotos de gran altitud era siempre fuerte y vibrante y de agradable sensación. su energía se mezclaba tan bien con la mía que no notaba ninguna diferencia en mi cuerpo, sólo la sentía con mis manos. Sin embargo, una vez traté de escanear la energía en una plataforma de acampada en un terreno de acampada para coches en el norte de Montana, cerca del Parque Nacional de los Glaciares, y me hizo sentirme mal. De esta manera era posible saber que la persona que había dormido en ese lugar se sentía mal físicamente, sin duda estaba enferma o decaída, mientras que los mochileros que pasan días haciendo muchos kilómetros de ganancia de altitud volviendo a la naturaleza de alta montaña están llenos de vitalidad y de una energía sana y vibrante. Esta lección en el terreno de la cámara del coche me enseñó que sientes cómo se sienten los demás dentro de tu propio cuerpo, lo cual es verdadera empatía física. Así es como se realiza el trabajo de diagnóstico de los métodos de curación del Chi Kung.

Solía ir de excursión a las montañas de Washington con frecuencia cuando tenía entre 40 y 50 años. Me uní al foro online "Northwest Hikers" e hice algunos conocidos con los que ir de excursión. La mayoría de ellos eran más jóvenes, y algunos de los que estaban en mejor condición aeróbica eran capaces de seguirme el ritmo en la subida a las montañas. En el descenso fui un poco más lento porque bajar es duro para las rodillas. Un tipo más joven con el que solía ir de acampada a las profundidades de la naturaleza era Dave Rocky. Era un excursionista fuerte y no le importaba adentrarse en las zonas difíciles o sin senderos. Como las montañas son tan empinadas, no puedes ir a cualquier sitio que quieras, como puedes hacer en la mayoría de las montañas de por aquí, porque muchos de los caminos "se despeñan". Hay senderos definidos que hay que utilizar para pasar por las muchas zonas intransitables, pero también hay millones de hectáreas por encima de la mayoría de los árboles, donde se puede salir del sendero e ir a explorar toda la montaña. Esto es lo que hacíamos en los días siguientes al establecimiento de nuestro campamento alto. Era tan hermoso, que era como estar en una tierra encantada. Se podría decir que Dave estaba un poco loco, o un poco imprudente en lo que respecta a la seguridad en el senderismo, y me pregunto si sigue vivo ahora. Tuvo algunas malas caídas mientras hacía senderismo en solitario. No se rompió ningún hueso, pero se le hincharon muchísimo los muslos, las nalgas y los brazos, y tuvo dificultades para caminar durante un tiempo. Estábamos vagando por algún valle remoto en busca de un sendero perdido hace mucho tiempo para subir algunos miles de pies de pared de roca casi vertical y él señalaba algún barranco y decía: "Eh, subamos por ahí", y luego añadía: "esta parte parece factible".

Bueno, esa parte que parecía factible era sólo el diez por ciento inferior del camino hacia la alta cuenca nevada de arriba, y a menudo la parte que no podías ver se volvía muy "interesante". Como soy un tipo fácil de convencer, acepté ir con él.

Por su insistencia, éramos tres. Subimos por la empinada colada llena de grava y rocas, porque todo lo demás era un acantilado casi vertical. Subimos la parte que parecía factible, y lo era. Más arriba, la colada se volvió más empinada; una pendiente de arena, tierra y grava en la que no se podía conseguir más tracción para subir. Cada paso que se intentaba dar hacia arriba se traducía en un deslizamiento hacia abajo, acompañado de un pequeño desprendimiento de tierra y grava sobre la persona que estaba debajo. Deberíamos haber dado la vuelta entonces, pero no. La buena noticia, pensamos, es que parte de la zona del acantilado no era tan suave. Era lo que podríamos llamar un acantilado con baches, que consistía en un montón de roca fracturada que ofrecía muchos asideros.

Así que, como Davey no podía seguir subiendo por la colada suelta, se dirigió a la zona de rocas, mientras yo le seguía y el tercer tipo estaba bastante atrás. Al principio había algunos salientes estrechos aquí y allá que subimos con las manos y los pies, pero en general desaparecieron y pasamos a escalar las rocas con las manos y los pies. No fue tan malo porque había suficientes asideros. En ese momento, mirar hacia abajo no era tan divertido, porque el fondo del valle, lleno de grandes rocas de granito, estaba muy abajo. Lo que no sabíamos era que la pared rocosa en la que estábamos se volvía un poco más empinada a medida que subíamos. Llegó a un punto en el que piensas, "mierda, ¿debería volver a bajar, debería haber vuelto a bajar?" Pero para entonces es demasiado tarde, no puedes volver a bajar. Es demasiado empinado y no puedes asomarte a la cara de la roca lo suficiente como para ver dónde están los pasos inferiores. Por supuesto, no teníamos cuerdas ni equipo de escalada, Dave y el otro tipo habían dejado esas cosas en el campamento, y yo no tenía intención de usar cuerdas ni equipo de escalada. Incluso si nos hubiéramos atado con una cuerda, no habría servido de nada porque si uno de los chicos se resbalaba y se caía, arrastraría a los otros dos con él. Eso dejaba dos opciones. La primera es seguir subiendo a pesar de que la pendiente es cada vez mayor y los asideros son cada vez más pequeños y difíciles. La otra opción es esperar allí en el acantilado hasta que un equipo de rescate venga a buscarte, lo que supondría tres o cuatro días, ya que tu amigo necesitaría un par de días para volver corriendo a la carretera a buscar ayuda... ¡y se congela por la noche! ¡Así que continuamos!

En la cima de la gigantesca cara del acantilado había una pequeña y hermosa cuenca, con una pequeña laguna muy fría en una pequeña llanura rocosa rodeada de altos picos oscuros y majestuosos llenos de nieve y escarpadas caras de roca negruzca. Estábamos muy por encima de la línea de árboles. Encontramos el sendero correcto para bajar al valle y volver a nuestro campamento alto. Era un sendero bastante fácil, completamente seguro comparado con el camino de subida.

Ya he estado en situaciones de peligro como esa, cuando era un joven adolescente en Venezuela, atascado en un pequeño acantilado de tierra sobre un oscuro barranco en la selva a las afueras de Caracas. En realidad no era tan alto y una caída/deslizamiento controlado hacia el barranco probablemente no habría provocado lesiones. En aquella ocasión, el tipo con el que estaba continuó y se fue a casa. Me dejó allí, solo en el lado de un acantilado en la selva en medio de la nada. Finalmente seguí adelante y logré salir del barranco y llegar a la maraña de maleza que había arriba. Nos habíamos adentrado en ese barranco porque no tenía casi nada de la maraña de vegetación que había arriba, por lo que el camino era mucho más fácil, y era genial. Un lugar muy fresco para explorar, y con una temperatura notablemente más fresca que la calurosa cubierta de sabana/selva sin nubes de las cordilleras del norte que bordean el Mar Caribe Sur. La gran ciudad moderna de Caracas en la que vivíamos entonces estaba en medio de esa cordillera, donde todavía hacía mucho calor pero era notablemente más fresca que la costa. Había una hora y media en coche desde Caracas hasta la costa, donde solíamos ir a las playas. Los niños pasábamos la mayor parte del tiempo buceando en los arrecifes de coral, explorando y observando todos los coloridos corales y peces. Nunca probé a bucear con una botella de oxígeno porque todos los colores más brillantes están más cerca de la superficie. Es más bien un reto divertido tomar una gran bocanada de aire y sumergirse hasta y alrededor de algún pez o formación rocosa interesante. Sumergirse para recoger algo del suelo arenoso y demostrar que has llegado hasta allí, y luego soplar fuerte como una ballena al salir a la superficie para sacar el agua del tubo, era lo que les gustaba a los niños.

Me encanta hacer snorkel y nadar bajo el agua con las aletas puestas, nadar como un delfín, me encanta porque es como tener la libertad tridimensional de volar por el espacio que he tenido en mis sueños. Querer volar, eso he tenido siempre, y volar bajo el agua me ha acercado.

Sin embargo, está el problema de la respiración limitada, así que en las muchas piscinas que teníamos cuando era niño, aprendí a hiperventilar y luego a nadar tan suave y delicadamente, como en un trance a cámara lenta, que utilizaba la menor energía posible para nadar y me quedaba más oxígeno para derivar silenciosamente bajo el agua. Llegué a poder ir y venir hasta tres largos de piscina con una sola respiración, y eso en piscinas bastante grandes. Otras veces me quedaba más o menos en una zona de la piscina empujando con los pies primero una pared y luego la siguiente o el fondo, haciendo acrobacias subacuáticas por el camino. Era nadar como luego volaba en mis sueños de vuelo, ¡y me encantaba!

¿Y qué tiene que ver todo esto con el Camino Taoísta del Poder? Bueno, te diré que el camino del poder está hecho naturalmente para aquellos que tienen un espíritu aventurero y algo atrevido, alguien que ha tenido un buen susto o dos en su haber, porque hay más de esos por venir, y puede ser peligroso también, de varias maneras. Es para gente a la que le gusta la naturaleza y hace que quieras convertirte en un ermitaño para poder alejarte de todo, a un lugar puro donde puedas vivir en paz... rodeado de una agradable y limpia energía natural. A mí me dieron ganas de hacerlo, y finalmente sucumbí a ello cuando me mudé a las altas montañas del sur de Ecuador.

Una vez fui a ayunar a las montañas de Washington, en el lado oriental más seco de las Cascadas. Fui de excursión a lo largo del gran río Entiat, que remontaba el largo valle de Entiat, y a la encantadora zona salvaje de la cuenca de Entiat, que todavía tenía muchos grandes bancos de nieve incluso a finales de julio. A lo largo del camino había diferentes rutas que se podían utilizar para subir, entrar y recorrer la cordillera Entiat. Se podía ir por el fondo del valle o subir por cualquiera de los lados y por las cimas de las crestas. Había decidido hacer una mochila de cuatro días mientras ayunaba con zumos porque estaba lejos de la comida y eso curaría el problema de la tentación. El ayuno de zumos consiste en tomar un pequeño sorbo de zumo de fruta muy diluido cada vez que se siente una punzada de hambre. Este pequeño impulso de azúcar hace que el hambre desaparezca por un tiempo, pero básicamente es sólo agua, por lo que tu sistema digestivo no se activa. Llevé dos pequeñas botellas de pop con zumo concentrado congelado. Una era de zumo de naranja y la otra de zumo de arándanos congelado. Cuando llegué a mi campamento base puse las botellas en un arroyo helado. Era un lugar precioso, con espesos bosques de abetos que crecían muy cerca, intercalados con campos de hierba verde brillante, y paredes rocosas muy altas que sobresalían por todos lados. Desde mi campamento podía ver una fina cascada de niebla que descendía por el espacio a lo largo del lado del acantilado más cercano a mi hamaca. Reflejaba el sol con una mancha brillante de color de arco iris que descendía por la cascada a medida que salía el sol.

En ese viaje había llevado mi taburete de tres patas. Procedente de Venezuela, tenía unas fuertes patas de bambú y un asiento de cuero que se desprendía y permitía plegarlo. Estaba a una altitud lo suficientemente baja como para permitir el fuego, así que encendí una pequeña hoguera en el pequeño claro donde estaba sentado en el taburete bajo. De repente, empecé a hacer un movimiento de arrastre, estirando hacia abajo y tirando hacia arriba con un movimiento de agarre de pico de pájaro. Después de hacerlo durante unos minutos, exploré el lugar moviendo la mano lentamente hacia adelante y hacia atrás, y descubrí que podía sentir un flujo de energía en ese lugar, como una pequeña fuente, lo cual era bastante bueno. Así que volví a hacer el movimiento de elevación en ese punto, lo probé, noté que se hacía más fuerte y luego me olvidé de ello y me fui a la cama en mi hamaca.

Las dos noches siguientes las pasé en el extremo del valle, en la cuenca del Entiat, a gran altura, con sus numerosas morrenas glaciares y sus grandes pendientes sembradas de rocas, grava y cantos rodados. Allí arriba los lugares llanos eran escasos y los árboles eran demasiado pequeños para usar una hamaca, así que dormí en mi bolsa de vivac.

Tardé un día en llegar al campamento alto, con suficiente tiempo extra por la tarde para montar el campamento y explorar un poco. Desde allí pasé el primer día subiendo a la cabeza de la descarnada y rocosa cordillera Entiat, muy por encima de la línea de árboles. A menudo, en esta parte del mundo, las montañas de laderas escarpadas están coronadas por algunas laderas de grava y roca que permiten un recorrido ilimitado en la mayoría de las direcciones, hasta que llegas a un punto en el que se despeña y tienes que encontrar una ruta diferente o volver. Tras la segunda noche allí, pasé el día siguiente explorando y vagando por las laderas de grava y nieve al final del valle nevado y rocoso. Luego recogí el campamento y bajé hasta el mismo lugar donde tenía mi campamento base original para pasar la última noche. Hice otra pequeña hoguera y coloqué mi taburete en el mismo lugar donde había estado antes. Después de sentarme junto al fuego durante un rato, recordé lo que había hecho al tirar de la energía del suelo, así que pasé la mano de un lado a otro por el lugar para comprobarlo. Pude sentir esa pequeña fuente de energía, que seguía fluyendo desde el suelo, lo que debía estar haciendo continuamente durante tres días. Se puede sentir en qué dirección fluye la energía con la mano, principalmente por el lado, la palma o el dorso de la mano, en el que se siente más, y luego girando la mano para comprobar cómo se siente en el otro lado. Para mí, a menudo se siente como una brisa suave o chispeante.

Esto es importante. Esa pequeña fuente de energía que sale del suelo rompe las leyes de la física, que conozco muy bien. Las leyes de la física establecen claramente que la energía no fluye por sí misma, siempre tiene que tener alguna fuerza, una fuente de presión más alta, más caliente, si se quiere, para proyectarla hacia el exterior en un entorno más frío. Hacer que la energía fluya requiere algún tipo de fuente de energía constante para empujarla, y sin embargo aquí en las montañas la misma pequeña corriente de energía estuvo fluyendo por sí sola durante al menos tres días.

Eso es algo sorprendente, yo lo llamo "ver el misterio", sobre lo que el antiguo sabio Lao Tzu escribió en el capítulo uno de El Tao Te Ching, y me encanta ver el misterio. Escribió que aquellos que no tienen deseos pueden ver el misterio. Ver el misterio (algunos lo llamarían magia) es algo que ocurre cada vez más a medida que progresas en el Nei Kung real y es muy entretenido.

He leído que la evolución aprovechará al máximo todos los efectos cuánticos, lo que me parece una verdad fundamental, por lo que parece probable que esta sensación de energía sea el ajuste extremo del cuerpo que le permite aprovechar esos efectos cuánticos. O eso, o las "leyes" de la física son simplemente incorrectas. Algunos dirán que es magia, y un maestro me dijo una vez que si practicas uno de los auténticos linajes taoístas, experimentarás la magia. Pero creo que usar la palabra magia no explica nada útil, así que para qué molestarse. Prefiero llamarlo ver el misterio. Esta capacidad de hacer fluir la energía con la mano no es tan difícil de aprender, y la mayoría de mis alumnos más recientes son capaces de sentir la energía y hacerla fluir después de practicar durante unos meses.

Descubrí que el lugar donde siempre me paraba en mi garaje para hacer Chi Kung estaba energizado desde el suelo hasta el techo con un rayo de energía que fluía hacia arriba, y supongo que sigue subiendo por el techo y el tejado. Cuando me fui de vacaciones a Hawaii, descubrí que cuando volví y comprobé el lugar después de haber estado fuera durante tres semanas, el flujo de energía seguía ahí y era bastante fuerte.

El lugar donde me paro en la sala de práctica aquí en Ecuador para hacer chi kung ahora está altamente energizado, pero no he estado fuera de aquí por mucho tiempo para poder probar cuánto tiempo puede permanecer fluyendo en mi ausencia. Una vez un estudiante que era bastante sensible a la energía vino aquí por un par de semanas e instintivamente encontró la ubicación de mi lugar de práctica cuando entró por primera vez en la sala de práctica. Se acercó y se colocó en el rayo de energía. Dijo que la energía que había allí era maravillosa, y se sintió un poco mareado.

Energizar lugares o cosas era un mundo nuevo y maravilloso en el que había entrado. El Sr. Yueng solía dejar rastros de energía a su paso por el garaje, y si eras lo suficientemente sensible podías sentir esos rastros y seguirlos. Qué maravilla estaba resultando este camino del mago, y me mantenía, con mi mente inquisitiva científica, muy interesado y curioso.

El Sr. Yueng tenía tanta energía, y mi profesor de Tai Chi, Andy, es tan sensible a la energía, que una vez cuando Andy caminaba por una acera en el centro de Seattle y el Sr. Yueng estaba dentro de un gran edificio, Andy sintió su energía y pudo seguirla para localizarlo.

Durante este tiempo en el que estaba aprendiendo a sentir la energía con mis manos, también estaba aprendiendo a proyectar energía desde mis manos, y jugué algunos juegos con mis estudiantes para comprobarlo. Al principio, eran capaces de sentir la energía de mi palma si la hacía brillar sobre sus manos desde uno o dos pies de distancia. Después comprobamos si podían sentir el cambio de energía en sus rostros cuando alternaba entre apuntar la palma a su cara y apartarla. Un par de ellos fueron capaces de sentirlo hasta a cuatro metros de distancia. Me alegro mucho de que el Sr. Yueng me permitiera dar clases desde el principio, porque aprendí mucho de mis alumnos, y eso me hizo practicar todo el tiempo.

Uno de los miles de ejercicios que aprendimos fue energizar una sección de la pared frente a nosotros y al mismo tiempo ver si podemos sentirla. Esto tiene dos aspectos. Uno es que la propia pared se energetiza y puedes sentirlo. Además, tu energía se refleja en la pared y vuelve a tus manos, así que también puedes sentirlo. Una pared más dura y densa, como la roca o el hormigón, puede ser energizada con más fuerza, y permanece energizada y re-irradia energía hacia el exterior durante un período de tiempo más largo que una pared de madera. Una superficie más dura también refleja mejor la energía, así que, como dije antes, hay dos partes aunque se sienten igual. Al principio puedes sentir tu energía reflejándose en la pared y luego, a medida que se vuelve lentamente más y más energizada, sientes esa energía adicional añadida a la energía reflejada.

Esto se hizo como un ejercicio de movimiento, así que nos movíamos alrededor, y veíamos cuán lejos de la pared podíamos llegar y todavía sentirla. Cuando te alejas lo suficiente de la pared o del objeto, la sensación se confunde con la del campo energético de fondo de la Tierra. Sé que puedo sentir el campo energético local porque cuando me concentro en él puedo sentir que me muevo a través de él con las manos o con la cabeza si camino suavemente de forma meditativa. Aprendí esta habilidad porque practiqué este tipo de ejercicio de sensibilidad con las manos, y la razón por la que también puedo sentirlo en la cabeza es porque me gusta mucho la energía de la cabeza y he enfocado muchas meditaciones de alta potencia en enviar mi energía, cada vez más fuerte, a la cabeza.

También hicimos algunas meditaciones que eran una combinación de "focu del tercer ojo", combinadas con diferentes movimientos sutiles de la cabeza... o de las manos... pero sobre todo de la cabeza. Este tipo de ejercicios, si te concentras en ellos lo suficiente, te dan la capacidad de percibir la energía de otras personas y su ubicación en una determinada esfera que se extiende hacia fuera de tu cuerpo. Podrías pensar en esta esfera como tu aura, que puede crecer mucho si sigues el camino taoísta del poder, y el volumen de esta esfera de conocimiento de la presencia de otras personas o animales puede llegar a ser muy grande para un ermitaño que pasa gran parte de su tiempo meditando solo en alguna montaña. Por ejemplo, hay historias de ermitaños que pueden sentir que alguien se acerca a kilómetros de distancia, y algunos guerreros pueden sentir cuando una persona está cerca, y dónde está.

Pude utilizar este método para sentir la ubicación del gran cedro de mi patio trasero, con la cabeza, el cuello o la espalda, cuando hice Chi Kung de espaldas a él. Este tipo de sensibilidad es útil en la defensa personal y la seguridad en general, y es algo que ha estado con nosotros desde la prehistoria, en tiempos más instintivos. Por ejemplo, una vez estaba haciendo un pequeño círculo de Bagua caminando alrededor del gran cedro de mi patio trasero. Caminé alrededor de él con ambas palmas apuntando al árbol para sentir la energía del árbol y ubicarme a la distancia correcta de él con los ojos cerrados. Al dar la vuelta, sentí la energía de una rama baja cuando se acercaba a mi frente y me agaché automáticamente, sin pensar. Si hubiera pensado habría sabido que la rama no es lo suficientemente baja como para golpear mi cabeza, pero está cerca. Mi agachada fue simplemente un movimiento instintivo en respuesta a una amenaza de proximidad. Más tarde estaba practicando con uno de mis alumnos mientras estábamos en un campo de entrenamiento de artes marciales semi-secreto en las montañas del noreste de Oregón. Yo tenía los ojos vendados, y él estaba blandiendo una espada de madera hacia mí, ciertamente muy lentamente, y yo era capaz de percibir dónde iba a ir el golpe de la espada como si viera una línea en el aire con los ojos cerrados, y era capaz de moverme para salir del camino de esta línea. Esto era más bien un tipo de lectura psíquica de la mente que una lectura energética del cuerpo o del objeto. Creo que funcionó porque se estaba concentrando mucho en el movimiento del golpe de la espada esa vez, porque más tarde, cuando lo hicimos, trató de ocultar su intención... y entonces me fue mal al saber hacia dónde se dirigía el corte de la espada.

Con este tipo de sensibilidad a la actividad tanto psíquica como corporal de otro, es posible sentir la intención y la decisión en el momento en que una persona decide atacar, y también puedes sentir el fuerte impulso nervioso y la tensión muscular de un golpe inicial. Es casi como si supieras cuando alguien va a atacarte en el mismo momento en que lo hace,. En consecuencia, puedes responder adecuadamente, con mucho tiempo.

Empecé a ver las auras de la gente. Al principio sólo podía verla alrededor de Andy cuando estábamos en el parque y él nos daba una conferencia sobre algún aspecto del Tai Chi. Cuando yo estaba sentada y él estaba de pie con el cielo de color blanquecino detrás de él, su aura se mostraba bastante bien como una banda más clara que irradiaba de seis a nueve pulgadas alrededor de su cabeza y torso. Ya que Andy tenía más energía que una persona promedio era una forma más fácil de empezar. Más tarde fui capaz de ver las auras de otras personas, como mis estudiantes, o la gente en un teatro, siempre y cuando tuvieran una pared lisa de color claro detrás de ellos. La más genial ocurrió en la clase de Chi Kung. Como el garaje está en el sótano, el Sr. Yueng había puesto unas persianas muy oscuras sobre las pequeñas ventanas, y hacía que estuviera muy oscuro cuando hacíamos la meditación sentada, casi negro como el carbón. Una vez, durante la meditación, abrí los ojos y miré al tipo que estaba sentado frente a mí. Tenía una luz blanca brillante que salía de todo su cuerpo a lo largo de unos 30 centímetros. No era como un área débilmente más brillante alrededor de alguien que había visto durante el día. ¡Estaba viendo a alguien que brillaba en la oscuridad!

Después de eso, hice una nueva definición irónica para nuestra práctica. Nuestro objetivo es cultivar la energía suficiente para brillar en la oscuridad.

Después de eso, perdí el interés en ver auras. Dejé de practicarlo y la capacidad disminuyó. Me he dado cuenta de que muchas veces experimento alguna habilidad psíquica y pienso: "eso fue genial", y luego pierdo el interés en seguir desarrollándola. He descubierto que esta tendencia se asemeja al concepto taoísta de no desviarse en los desvíos. Muchos de mis alumnos también han desarrollado la capacidad de ver auras.

El Sr. Yueng nos dijo que el Tien Shan Chi Kung es un sistema puramente taoísta, que no ha sido manchado por el budismo de ninguna manera. Mientras aprendía esta increíble práctica, también empecé a aprender más sobre su origen. Descubrí que el taoísmo es una tradición guerrera. Muchos de sus santos y dioses eran guerreros. Era común en aquellos peligrosos tiempos sin ley, porque todo el mundo practicaba la autodefensa como si su vida dependiera de ello, por razones totalmente prácticas.

Por supuesto, cualquiera que sea un guerrero, naturalmente quiere ser poderoso. ¿Quién ha oído hablar de alguien que quiera ser un guerrero débil? Eso no ocurre. A diferencia de algunos tipos de la Nueva Era que parecen despreciar el poder, los taoístas tienen una actitud saludable hacia el poder, comprendiendo que es simplemente una forma de hacer las cosas de manera más efectiva, y que la mejor manera de volverse poderoso es ser virtuoso. Esto hace que la búsqueda del poder se alinee con los objetivos espirituales y encontramos que el verdadero Nei Kung, el camino del poder del chi, es también el camino espiritual del guerrero, y en niveles superiores este mismo camino se convierte en el camino espiritual del mago, porque un mago es un guerrero avanzado y poderoso. El taoísmo es una tradición guerrera, y eso se plasma sobre todo en la forma en que muchas de las prácticas están tan estrechamente vinculadas a la autodefensa. De hecho, el verdadero Nei Kung, el camino taoísta del mago, es una parte oficial de la religión taoísta. Oficial, sí, y aunque oficial suele ser tan subterráneo que casi nadie puede encontrarlo.

Como probablemente ya sepas, el camino del guerrero no consiste necesariamente en luchar... al menos no en luchar físicamente.

Desde que tengo uso de razón, me encantaban los pájaros y la idea de volar. De pequeño me gustaba perseguir pájaros y palomas en los parques, e intentar atraparlos, o simplemente hacerlos volar. Me gustaba dibujar y pintar, y los pájaros eran mi tema favorito para dibujar.

Cuando tenía unos diez años y vivía en Caracas, Venezuela, tuve una serie de sueños interesantes. Soñé que estaba en la cima de una colina, mirando hacia abajo en una ladera de hierba verde. Delante de mí había una zona lisa que bajaba como una pista de aterrizaje o una calle inclinada. Había tres zonas cortas y llanas que la cruzaban, como esas calles empinadas de San Francisco, que se nivelan en cada intersección. Había un gran campo de hierba al final de la pendiente.

No veía mi cuerpo, pero sabía que tenía alas. Fui corriendo colina abajo batiendo las alas tan fuerte como pude hasta llegar al gran campo del fondo.

La noche siguiente tuve un sueño similar. Volví a correr colina abajo, agitando las alas, y esta vez en cada uno de los puntos planos pude volar un poco. La tercera noche los saltos en el aire fueron mayores y pude llegar más lejos en cada pendiente antes de tocar tierra.

La cuarta y última noche, después de correr por la pendiente una vez más fui capaz de despegar desde el primer punto llano,. Bajé rozando la pendiente hasta adquirir la velocidad suficiente para volar sin el colchón de aire del suelo y rodeé el campo de hierba una vez antes de aterrizar. Entonces los sueños cesaron. Más de cincuenta años después, descubrí que esa fue mi iniciación en el reino de los dragones, algo que explicaré con más detalle más adelante.

A lo largo de los años he tenido muchos otros sueños de vuelo, y aunque normalmente he olvidado mis sueños cuando me despierto, tengo espléndidos sueños de vuelo, y siempre fueron divertidos.

Al principio, los sueños eran de saltos, como si rebotara en un gran pogo. Los saltos se hacían cada vez más grandes hasta que saltaba a nueve metros de altura. Volaba por encima de los peatones, que nunca me veían. Cuando cruzaba una gran avenida tenía que hacer un esfuerzo extra para saltar hasta el final, navegando por encima de los coches y autobuses en movimiento.

En otros sueños era como un acróbata en barras desiguales, pero más bien como un mono que se lanzaba por las ramas de los árboles.

Los sueños de volar se volvieron intensos y apasionantes mientras era alumno del señor Yueng, que fue cuando tenía cuarenta años. Había dos tipos, los del principio eran de volar como las alas de un pájaro y los posteriores eran de levitación, a veces en vertical y otras en horizontal.

Al principio tenía que desarrollar mi fuerza, así que pasaba mucho tiempo en el suelo, batiendo los brazos/alas, y centrándome más en el empuje hacia abajo. Más tarde pude volar a saltos cortos, por lo que fueron una evolución de aquella primera serie de sueños de vuelo que tuve en los que despegaba corriendo por la ladera de hierba. Más tarde, los vuelos eran más largos, pero seguía siendo muy consciente de los músculos del pecho que trabajaban duro y de su limitada resistencia. A veces mis vuelos eran en la naturaleza y otras veces rodeaba lugares como ciudadelas costeras. Después, los vuelos se realizaban sin esfuerzo y podía disfrutar del paisaje.

Después de dominar el vuelo empezaron los sueños de levitación, los primeros eran de flotar desde mi patio trasero, subiendo a través de una maraña de ramas o líneas telefónicas que estaban por encima de mí que me detenían y el sueño terminaba. Más tarde tuve más suerte al atravesar la maraña, y continué subiendo hacia el espacio despejado. A menudo acababa por encima de mi barrio y podía ver mi casa y las de los vecinos. Volaba un poco por el barrio y luego descendía en picado hasta aterrizar en mi patio trasero.

Había un tema común en estas diferentes series de sueños de vuelo y levitación, en el sentido de que al principio había esfuerzo sin éxito, luego éxito, y más tarde se volvían más y más fáciles. Comenzaron los sueños de levitación, de elevarse como un súper Yogui. Me encontraba en el mismo lugar, durante una semana o más, de pie con la espalda pegada a la pared, y haciendo un gran esfuerzo para elevarme, utilizando la intención. Estaba en una habitación con otras personas, en una pequeña reunión social. Me ignoraban más o menos. Finalmente, después de más de una semana, pude levantarme unos 30 centímetros, y la sensación de hacerlo fue físicamente estimulante. Iba acompañada de la admiración de los espectadores allí presentes, que podemos suponer que eran espíritus ancestrales de mi linaje, algunos de los cuales eran dragones.

Más tarde, los sueños se hicieron más largos y más complicados. A veces saltaba hasta el techo de las salas altas, como los auditorios, por ejemplo, y luego daba saltos, rebotando en las paredes, empujando con las piernas hasta llegar al otro lado o al techo, y volviendo a empujar en otra dirección, de forma parecida a las acrobacias bajo el agua en una piscina, que solía practicar en las piscinas que teníamos en algunas de las diferentes casas en las que vivíamos.

Los sueños de tipo levitatorio incluían navegar

por pasillos de grandes edificios, deslizándose silenciosamente y sin ser visto por encima de las cabezas de las personas que allí se encontraban. Otras veces me encontraba flotando suavemente por túneles de sótanos profundos donde no había nadie.

La más maravillosa, con diferencia, fue cuando me encontré en un planeta rocoso desnudo con un cielo oscuro y estrellado. Me encontraba en una exótica formación terrestre con la forma de un gigantesco valle rocoso con un suelo plano como fondo, como si fuera un lago seco o un gigantesco cráter de impacto en la luna, con montañas en los bordes. En medio de este valle, dividiéndolo en dos, había una estrecha cresta de tierra que era plana en la parte superior, como un camino de roca elevado. Me senté en el suelo y, utilizando la intención, atravesé el puente de tierra hasta el otro lado y regresé a una velocidad extremadamente alta. Había varios kilómetros hasta el otro lado y lo crucé en un par de segundos. La alta velocidad fue emocionalmente estimulante. Parece que estos sueños provienen de experiencias de vidas pasadas, de mi maestro de Chi Kung, que podía hablarme en sueños, y tal vez de antepasados de mi linaje. En clase, el Sr. Yueng me explicó cómo utilizar la intención para la levitación, y los sueños eran un entrenamiento. A pesar de enseñarme el método, añadió que la levitación era lenta, no tenía ninguna utilidad y era un gran desperdicio de energía. sin embargo, estaría bien poder hacerlo algún día, una vez, sólo por diversión.

Siento que algunos de los lugares que vi se debieron a la proyección astral y que mi espíritu estaba allí, tal vez habitando un pájaro como es un tema chamánico común tanto en Asia como en América, donde el chamán puede entrar en el cuerpo de un animal y ver lo que ve.

Mi padre trabajaba como ejecutivo para una empresa internacional, y se especializaba en negocios de habla hispana, así que crecí en varios países de habla hispana, donde fui a escuelas privadas de la Comunidad Americana. Cuando tenía quince años estábamos en Caracas, Venezuela, y el instituto de allí era de muy baja calidad. En mi boletín de calificaciones, todos sacaban D y F, por lo que mis padres tuvieron que ir a ver al director de la escuela. A modo de explicación, mi padre le dijo al director que yo había hecho una prueba con un coeficiente intelectual de 145 y que la razón de mis malas notas era que la escuela era una mierda... así que me sacó y me envió a una escuela de primera categoría en los Estados Unidos.

En el instituto había soñado con ir a la Universidad de las Fuerzas Aéreas para aprender ingeniería aeronáutica y convertirme en piloto de caza, para después retirarme de las Fuerzas Aéreas y conseguir un trabajo como piloto de aerolínea. Sin embargo, durante mi último año de instituto me volví ligeramente miope, lo que me descalificaba para ser piloto, así que no entré en el Ejército del Aire. Esto me dejó completamente sin rumbo. No me apetecía ir a la universidad, pero tenía que hacerlo porque era la forma de librarme del reclutamiento de Vietnam. Mi padre me sugirió que fuera a la Universidad de Washington porque tenía una excelente escuela de ingeniería aeronáutica y estaba vinculada a la empresa Boeing Aircraft, donde luego podría conseguir un trabajo.

Tal vez fue el predestino el que me hizo ir a la misma universidad donde Bruce Lee empezó nueve años antes, porque acabamos teniendo el mismo profesor principal que vivía en Seattle.

No duré mucho en la universidad. Quería un trabajo a tiempo parcial, así que en mi segundo trimestre me las arreglé para que todas mis clases fueran por la mañana temprano, lo que me daba tiempo por las tardes para trabajar. Sin embargo, al final del primer trimestre me había aficionado a la marihuana, así que lo que hice durante el segundo trimestre fue salir de fiesta por la noche y luego dormir hasta tarde y perder todas mis clases de la mañana, para luego ir a trabajar por la tarde.

Debido a que falté a todas mis clases, obtuve un "incompleto" en cada una de ellas en mi boletín de notas del segundo trimestre, y no me molesté en solicitar el tercer trimestre.

Algunos de mis compañeros fumadores de hierba

trabajaban como obreros no cualificados en los astilleros de Seattle, consiguiendo trabajos temporales a través del Sindicato de Escarbadores de Barcos. El sindicato había estado dominado por afroamericanos fumadores de hierba, por lo que la infiltración de hippies fumadores de hierba era bien tolerada.

Conseguir trabajos de escalador de barcos era una propuesta intermitente. Nos contrataban para un trabajo concreto en un barco determinado y luego nos despedían. A veces trabajábamos dos semanas y a veces dos días antes de que nos despidieran, y volvíamos a la sala del sindicato. A veces no había trabajo durante un par de semanas o meses, y otras veces trabajábamos de forma bastante constante durante algunos meses. Una semana trabajé cuatro días, y me contrataron y me despidieron tres veces distintas esa semana.

Así que había mucho tiempo de "vacaciones", que incluía la oportunidad de cobrar el desempleo con frecuencia.

Durante esta época, a principios de los veinte años, acudí a Mind Dynamics. Fueron desarrolladas por Alexander Everrett, considerado el padre del movimiento del potencial humano. Lo enseñaba Tom Wilhite, uno de sus alumnos. Para mí fue una experiencia nueva y salvaje en autohipnosis y trabajo de sanación psíquica a distancia. Durante una parte se nos encomendó la tarea de mirar y dentro del cuerpo de una persona, que vivía en alguna otra ciudad, para determinar qué tipo de problema de salud tenía y luego trabajar para arreglar el problema, lo que incluía el movimiento de manos y brazos mientras estábamos tumbados en el suelo alfombrado. Hice esto con dos personas diferentes y me sentí terriblemente inseguro, como si me lo estuviera inventando, pero me informaron de que en realidad había visto el problema correctamente. En un momento dado, el jefe preguntó si a alguien le dolía la cabeza. Yo tenía un ligero dolor de cabeza, así que cuando nadie más levantó la mano, yo levanté la mía. Tom dijo: "aquí no permitimos los dolores de cabeza", así que se acercó y se puso delante de mí. Me hizo cerrar los ojos y decirle cómo era mi dolor de cabeza. Lo vi como un punto morado, así que con los ojos aún cerrados puso su dedo en mi frente y contó hasta tres. Cuando dijo uno, el punto morado desapareció, cuando dijo dos, el dolor de cabeza desapareció, y cuando dijo tres, sentí una gran oleada de calor dentro de mi cabeza. Entonces se fue. Sentir el gran estallido de calor fue sorprendente para mí, así que estaba sentado con la boca abierta cuando una señora sentada tres asientos a la derecha se inclinó hacia delante, me miró y dijo: "Bueno, ¿se te ha pasado el dolor de cabeza?" Respondí que sí. Esa fue mi primera experiencia recibiendo un trabajo de sanación energética.

A continuación, cuando tenía más de veinte años,

asistí a otro seminario de fin de semana. Se titulaba Inward Bound y lo impartía mi primer maestro "espiritual", que era un viejo y pomposo inglés llamado Alexander Everett y que había sido el maestro de Tom Wilhite, el líder de mi seminario de Mind Dynamics. Alexander era un experto en religión comparada y recientemente había pasado mucho tiempo en la India aprendiendo de varios gurús y yoguis hindúes. En esta clase aprendimos sobre los valores de la meditación, y meditamos varias veces sentados en nuestras sillas. Una de las meditaciones era guiada, y las otras eran meditaciones sin pensar. Yo era nuevo en la meditación, y me gustó.

Una de las cosas que me causó una impresión clave y duradera fue cuando Alexander habló de las personas que vivían hasta los ochenta años. Dijo que a los ochenta se les llama los "años dorados" de una persona porque a los ochenta ya han descubierto cómo vivir una vida larga y feliz, han aprendido a relajarse y a disfrutar de los días que les quedan. Los días restantes se ven como oro, ¿quién quiere oro? No recuerdo las estadísticas que utilizó entonces, así que me las inventaré aquí para dar un ejemplo. Dijo que al llegar a los ochenta años el 45% ya había fallecido, el 25% tenía que seguir trabajando para llegar a fin de mes, el 15% dependía de sus hijos para mantenerse, el 8% era minusválido y era mantenido por el gobierno, el 5% era independiente y sólo llegaba a fin de mes en su jubilación, pero sólo el 2% estaba en buenas condiciones físicas y financieras.

Luego dijo que los que no estaban en esas dos últimas categorías habían fracasado esencialmente. Fracasados en la vida esencialmente, o eso es lo que me pareció a mí.

Decidí allí mismo que quería ser uno de esos porcentajes superiores que eran independientes económicamente y físicamente, con el acento puesto en estar en mejor forma que sólo independiente, el acento estaba en estar sano y en buenas condiciones, capaz de disfrutar de la vida en mis años dorados. Ese objetivo que Alexander me regaló ha sido un motivador principal a lo largo de mi vida, y me pareció que cualquier persona inteligente se dará cuenta de la importancia de centrarse en su salud, de darle prioridad, y lo más importante de todo, cuanto más joven seas cuando empieces a hacerlo, mejores serán los resultados en años posteriores. Sin embargo, los jóvenes no piensan tanto en esas cosas. Es una marca de madurez.

Cuanto más viejo me hago, más afortunado me siento por haber elegido la salud y la longevidad como objetivos. No tenía, ni tengo, ningún interés en la riqueza. Al fin y al cabo, cuanto más viejo te haces, más sabio te vuelves, y esta sabiduría normalmente hace que sea más fácil ganarse la vida en algo que te gusta, con el requisito de tener suficiente salud y vitalidad para hacerlo. Así que cuídate bien, tanto física como emocionalmente, y el resto se encargará de ti. Con esto quiero decir que, puesto que el universo es bondadoso con aquellos que realmente desean lo mejor para los demás, si tú eres bondadoso contigo mismo, y el universo también lo es contigo, ¿qué podría ser mejor que eso?

Creo que lo más importante que sucedió durante el seminario de Inward Bound que tuve con Alexander es que me presentó a Sai Baba. Alexander nos contó la historia de cómo conoció a Sai Baba. Un buen día de verano caminaba por una calle de San Francisco, en el distrito de Haight Ashbury, en la época en que era la capital mundial de los hippies, y vio un póster de Sai Baba, de quien no había oído hablar en ese momento. Al ver el póster, le invadió una fuerte energía y algo le impulsó a averiguar de quién se trataba, así que entró en la tienda y se lo contaron.

Como Alexander estaba muy metido en el sistema de espiritualidad hindú, decidió ir a ver a Sai Baba y se fue a la India, al ashram. Un occidental que estaba allí le dijo a Alexander que no tenía ninguna posibilidad de hablar con Sai Baba porque no había entrevistado a ningún occidental desde hacía un par de meses. Alexander llegó tarde y la meditación de la tarde ya estaba en marcha, así que entró en la gran sala de meditación, se sentó al fondo y empezó a meditar. Después de estar sentado un rato, tuvo el impulso de abrir los ojos y mirar hacia la derecha. Así lo hizo, y allí vio a Sai Baba de pie en una puerta mirándolo.

A la mañana siguiente, con la ayuda de la diferencia horaria, Alexander se levantó antes de que amaneciera y fue uno de los primeros en llegar a la sala de meditación, así que se sentó en primera fila en el lado de los hombres de la gran sala, con las piernas cruzadas en el suelo. Como es tradicional, los hombres se sentaron en un lado y las mujeres en el otro. Cuando Sai Baba salió a saludar al público, Alexander sacó su cámara y tomó una foto. Entonces Sai Baba caminó directamente hacia él y se paró sobre él por un segundo, Alexander estaba preocupado de que Sai Baba se hubiera acercado porque estaba en contra de las reglas tomar fotos pero el chico que estaba sentado a su lado lo pateó un poco y le dijo: "quiere que vengas a hablar con él". En total fueron tres las personas elegidas para entrar en una habitación trasera con Baba para poder hablar, y todos eran europeos. Estaba Alexander, que enseñaba la espiritualidad inicial en seminarios, había otro tipo que había construido un edificio de apartamentos en alguna parte, y un médico italiano que había construido un hospital.

Una vez que llegaron a la sala, Sai Baba se dirigió a Alexander y le dijo: "¿Cuál es tu pregunta?" Bueno, Alexander no estaba preparado para esto y no tenía preparada la gran pregunta sobre la vida, así que lo único que se le ocurrió decir fue: "¿Por qué has elegido hablar conmigo hoy cuando no has entrevistado a ningún blanco en dos meses?" Sai Baba respondió: "Porque sé lo que haces". Entonces Alexander dijo: "¿Qué quieres decir?" Entonces Sai

Baba comenzó a hacer una imitación de Alexander durante uno de sus seminarios, incluyendo el pomposo acento inglés y diciendo cosas que Alexander comúnmente decía durante los seminarios. Luego Sai Baba se dirigió a cada uno de los demás y respondió a sus preguntas.

Luego se dirigió a Alexander y le dijo: "¿Qué quieres?" Una vez más, Alexander fue tomado por sorpresa, lo que le vino a la mente fue vibhuti, que son las cenizas sagradas que la gente usa para ungirse. Sai Baba era conocido por materializar grandes cantidades de ellas durante algunas de sus ceremonias. Así que Sai Baba dijo, algo impaciente: "¡Bueno, extiendan sus manos!" Alexander sacó las manos con las palmas hacia arriba, y Sai Baba puso su mano por encima de la de Alexander en una especie de posición de mano de tai chi "pico de pájaro", y empezó a frotar sus dedos. Un pequeño chorro de ceniza cayó en las manos de Alexander hasta que tuvo alrededor de una cucharadita. No sabía qué hacer con ella, así que se puso un poco en la lengua y otro en la frente.

Entonces Sai Baba se dirigió al constructor de apartamentos. No puedo recordar lo que quería ese tipo, pero cuando llegó al médico, éste quería un anillo de oro, que es un regalo que el maestro suele dar a sus visitantes. Así que sacó la mano delante de la cara del médico, con la palma hacia arriba, y empezó a hacer pequeños círculos con la mano. Un anillo de oro se materializó en su palma, tardó un par de segundos en hacerse sólido después de aparecer en su palma como una sombra. Puso el anillo en el dedo del doctor, pero era demasiado grande y se cayó al suelo. Sai Baba dijo: "Oh, lo siento mucho", lo recogió, sostuvo el anillo entre el pulgar y el índice y lo sopló dos veces. Esta vez encajó perfectamente.

Entonces llegó la hora de irse, y Sai Baba se dirigió a Alexander y le preguntó si quería algún vibhuti para llevárselo. Alexander dijo que sí, y esta vez sacó sus manos de inmediato. Una vez más Sai Baba hizo lo de frotar los dedos, pero esta vez lo que salió fueron pequeños paquetes planos de la ceniza, envueltos en una especie de papel de periódico, con la foto de Sai Baba en un lado, y una pequeña oración en hindi en el otro.

Después de contarnos la historia de su visita al ashram, Alexander nos mostró la foto de Sai Baba en su cartera. Tenía una pequeña fotografía en su cartera y la sacó. Por supuesto, una foto del tamaño de una cartera es bastante pequeña y yo estaba sentado más o menos en el centro de la sala, a unos seis metros de donde Alexander estaba sentado en el escenario bajo. Por eso no podía ver bien la foto, pero a pesar de ello tuve una experiencia extraordinaria. Vi que el cuadro brillaba con una gran aura dorada a su alrededor, y sentí que el amor salía del cuadro. No es broma, y fue la primera vez que sentí amor. En general creo que el único momento en que una persona puede sentir amor es cuando lo da, no cuando lo recibe, y tampoco lo había hecho nunca, sin embargo aquí estaba recibiendo claramente el amor de otro, y es algo que nunca había sentido antes ni después. Era una sensación muy agradable, este sentimiento de amor. Me pregunto cómo supe que era amor, pero lo supe. Lo ultimo que paso es que supe que estaba viendo a dios a pesar de ser un ateo devoto. Ahora lo importante aquí es diferenciar entre los significados de pensar y saber. Mi creencia de que no hay dios era pensar. El hecho de que estaba mirando a dios a través de esa imagen era una certeza, me obligaba a hacerlo, por así decirlo. Entonces, había experimentado sentir el amor de dios, y era algo maravilloso, algo a lo que algunas personas podrían volverse adictas, supongo. De todos modos, ahora que he crecido, soy agnóstica. No desperdicio más energía en creencias. Sai Baba era un avatar, uno real, lo que significa que era una encarnación de dios, así que en cierto modo me estaba mostrando cómo funcionaba su sistema de espiritualidad. Si puedes amar a un dios y sentir el amor de vuelta, entonces más poder para ti.

Imagina que tienes una entrevista con Sai Baba, y que puedes hacer tu pregunta y elegir tu regalo. Si tuvieras tiempo para prepararte, para decidir cuál es realmente tu única y más importante pregunta, ¿cuál sería esa pregunta? ...

Si tuvieras la oportunidad de pedirle a Sai Baba un regalo, ¿cuál sería? ¿Qué regalo podría ser el mejor para ti? Lo que entonces lleva a la pregunta: ¿Qué podría ser lo mejor para ti? ¿Cuál es tu verdadera meta? Necesitas tener una idea firme de lo que es mejor para ti si vas a pedir algún regalo que te ayude a acercarte a tu meta. ¿Y qué sería? ¿Diez coches Cadillac? ¿Un millón de dólares?

Muchas de las personas que ve le piden algo que puedan llevar consigo, que puedan usar todo o la mayor parte del tiempo, así que esto a menudo tomaba la forma de un anillo, pero también a veces de un bonito reloj.

De hecho, una vez Sai Baba se lamentó de que todo el mundo le pidiera baratijas y nadie le pidiera lo que realmente estaba allí para dar. Yo nunca le pedí nada, pero me dio una buena muestra de lo que estaba aquí para dar de todos modos algunas décadas después del seminario, desde el otro lado del mundo.

Otra cosa que ocurrió durante ese seminario es que el tipo que estaba sentado detrás de mí me tocó en el hombro y me dijo que mi aura era muy grande. Bueno, pensé que era algo bonito, pero no tenía ni idea de qué pensar. Asumí que era sólo yo, pero más tarde imaginé que podría ser que mi interacción con Sai Baba me había energizado.

Algunos años más tarde estaba en un restaurante tomando café con un tipo que llevaba un anillo de plata muy grande y complejo que parecía la figura de una persona sentada. Le pregunté por el anillo y me dijo que Sai Baba lo había materializado para él durante una entrevista privada. Entonces le conté lo que había experimentado al ver la imagen de Sai Baba y me dijo que eso era bastante raro y que claramente yo era importante o especial para Sai Baba de alguna manera.

Sai Baba era una persona bastante controvertida y puedo ver que le gustaba que fuera así. Era un tipo tramposo y le gustaba divertirse un poco y al mismo tiempo dar a algunos espectadores de la audiencia lo que pedían. A veces hacía un juego de manos chapucero y parecía sacar alguna baratija de debajo del cojín de su asiento. Suponiendo que lo sacara de debajo de su cojín de asiento, la cuestión es si hizo que el objeto se materializara allí primero, antes de mostrarlo. Voy a compartir un par de historias sobre él que me contaron en persona.

Una vez Sai Baba sacó un reloj Rolex de esta manera, de debajo del cojín de su asiento, que regaló a uno de sus admiradores. Más tarde, sus escépticos y enemigos, que eran muchos, dijeron que como lo sacó de debajo del cojín de su asiento era una prueba de que era un impostor. Sin embargo, los relojes Rolex tienen números de serie y se pueden rastrear... así que otros lo rastrearon y descubrieron que se vendía en una relojería de una ciudad de la India diferente a la que se había regalado. El dueño de la tienda les dijo que Sai Baba había ido a su tienda y había comprado el reloj. Lo interesante es que Sai Baba había comprado el reloj al mismo tiempo que lo regalaba, lo que significa que había estado en dos lugares a la vez (lo que se llama bi-localización, que es algo muy popular entre los avatares y santos hindúes).

Una vez, un amigo mío llamado Michael fue a ver a Sai Baba en la India y me habló de otro tipo que conoció allí y que se llamaba Buster. Buster no estaba seguro de si Sai Baba era real o no, así que le dijo a su esposa que si Sai Baba era real, vería un arco iris ese día. Efectivamente, esa tarde hubo un glorioso arco iris doble. Luego, más tarde en la tarde, la pareja se encontró por casualidad con Sai Baba mientras caminaba por uno de los patios y Sai Baba preguntó: "¿Qué te parece el arco iris, Buster?" Buster se tiró al suelo y empezó a besarle los pies.

Ese no es mi estilo. No soy de los que se tiran al suelo y se besan los pies, aunque sean de Dios. Prefiero saludar y mirar a los ojos.

Durante el tiempo que Michael estuvo allí, también vio a Sai Baba caminando por uno de los patios, y tomó muchas fotos. Esto fue en la época en que las cámaras usaban película. Michael tomó un rollo entero de película de Sai Baba caminando. Más tarde, cuando regresó a los Estados Unidos, hizo revelar el rollo y se sorprendió al ver que había un par de fotos de Sai Baba al principio, toda la mitad del rollo eran fotos del cielo azul con nubes blancas, y había un par de fotos al final del rollo que lo mostraban alejándose.

Lo que normalmente ocurría es que si Sai Baba estaba hablando con alguien en persona en un entorno privado, entonces cuando materializaba algo aparecía en la palma de su mano justo delante de la cara del receptor, tardando uno o dos segundos en pasar de transparente a sólido. Si daba una charla ante un público numeroso, era probable que sacara algo, o pareciera sacar algo, de debajo del cojín de su asiento. Supongo que si algunas personas vieran algo materializarse frente a sus ojos y fuera en contra de sus creencias, podría causarles un daño emocional irreparable, así que se salvaron de eso. Al mismo tiempo, a Sai Baba no le interesaba tanto satisfacer a todos los turistas ociosos y curiosos que venían a verlo hacer un acto circense en lugar de escuchar su mensaje.

Sai Baba ha fallecido, pero su espíritu sigue activo entre sus seguidores.

6 - EXPERIENCIA DE ILUMINACIÓN

Alrededor de medio año después de empezar a aprender Tien Shan Chi Kung, los cuatro, el Sr. Yueng, Angela, Larry y yo estábamos sentados alrededor de la mesita en su garaje antes de la clase cuando el Sr. Yueng sacó el tema de la iluminación. Nos dijo que pensaba que tardaríamos cinco años en tener nuestra experiencia de iluminación. La semana siguiente estábamos de nuevo sentados alrededor de la mesa cuando dijo que había tantas distracciones en la vida moderna que tardaríamos diez años en lugar de cinco. Pues bien, resultó que tenía razón la primera vez... sólo tardó cinco años.

Cuando tenía cuarenta y seis años, después de haber estado con el Sr. Yueng durante unos cinco años, llegué a clase y, después de entrar por la puerta del garaje, el Sr. Yueng me llevó a la pared del fondo y me mostró algo especial. Tenía un arreglo de tres de las más bellas rosas de seda en un pequeño jarrón. Parecían tan realistas, en parte porque tenían gotas de resina en las hojas y los pétalos de las rosas, que parecían gotas de agua. Había una roja, una rosa y una blanca. Me dijo: "Elige una para ti", así que elegí la rosa roja. Luego me dijo: "Escoge una para tu mujer", y escogí la blanca. Por último, dijo: "Escoge una para tu hija", así que cogí la rosa. Esas fueron todas las rosas. No me paré a preguntarme por qué me había hecho un regalo así. ¿Por qué me dio el regalo a mí y no a Larry? No pensé en ello y no me importó. Me llevé las flores a casa y las puse en un bonito jarrón en el salón.

No fue hasta un par de días después que me enteré de qué se trataba el regalo, aunque no hice la conexión hasta unos días después. El Sr. Yueng me estaba demostrando que ya sabía lo que iba a pasar al darme el regalo antes del hecho.

Estaba en casa, en el ordenador, en el viejo Internet. Me había unido a los foros de AOL, que fue el primer foro de Internet para el público en general, que tenía mensajería instantánea. Me había unido a los foros de mensajes sobre budismo y taoísmo en AOL para aprender, hacer conocidos y divertirme un poco a costa de los fundamentalistas. Hay fundamentalistas en todas partes, incluso en algunas sectas del budismo. A través del foro de budismo me hice amigo de una mujer de la India llamada Radhika, que vivía temporalmente en Nueva Jersey. Era una discípula cercana de Sai Baba y una persona maravillosa, y como tanto ella como yo tenemos los ojos verdes, solía llamarla mi hermana de ojos verdes. En ese momento, yo estaba jugando el juego favorito del fabricante de medicamentos, que era tomar una medicina que tenía terribles efectos secundarios, para curar algo que me habían dado con una medicina anterior. Me di cuenta de que Radhika tenía un corazón puro. Fue muy servicial e incluso se ofreció a volar desde Nueva Jersey a Seattle para ayudar a cuidarme. Rechacé su oferta porque me las arreglaba bien y no tenía ni idea de lo que ella podía hacer para ayudar en esta situación con los malos efectos secundarios del medicamento. No sabía que su don era más bien de curación espiritual. Continuamos enviando mensajes y luego la conversación se agotó. Justo al final, me hizo un par de preguntas bastante extrañas. Me dijo: "¿Crees en mí?", y le dije que sí. Luego dijo: "¿Tienes fe en mí?", y le dije que sí.

Salimos del AOL messenger y entonces sucedió, instantáneamente, como chasquear los dedos o pulsar un interruptor de luz. Fui consciente de un profundo cambio en mi estado. En un segundo todo era "normal", y al segundo siguiente había desaparecido por completo, como si me hubiera teletransportado a un universo totalmente distinto. La tensión mental se desvaneció y el pensamiento desapareció, para ser sustituido por la conciencia pura. Cuando el pensamiento y la tensión mental desaparecieron, también desapareció mi sentido del yo. El pensamiento, la tensión mental y física y el sentido del yo están inextricablemente unidos. Este aspecto de la experiencia, que es la desaparición del sentido del yo, es lo que algunos caricaturistas religiosos llaman "ser uno con todo", lo que me parece una exageración o una mentira, o podemos ser generosos y decir que están haciendo poesía. (Caricaturista religioso, en este caso, significa gente que promueve diferentes sectas religiosas con una promesa de iluminación).

El pensamiento normal y la identidad propia fueron sustituidos por un silencio interior absoluto como nunca antes había experimentado, ni siquiera durante una meditación profunda no pensante. Era más profundo y más profundo, y era constante.

El otro aspecto principal de la experiencia de la iluminación, que es más particular del Nei Kung, es que cuando ese interruptor se enciende y la experiencia comienza, hay una repentina y profunda sensación de felicidad. Dicha es una de esas palabras que han sido sobreutilizadas por los caricaturistas religiosos de la Nueva Era, por lo que puede ser difícil transmitir la sensación real. En primer lugar, debes saber que la mayoría de las personas que utilizan la palabra dicha, probablemente no conocen bien aquello de lo que hablan, porque hay tres tipos de dicha. La primera es la dicha física, que no es tan difícil de conseguir con algo de sexo o algunas drogas, pero esos son ejemplos bastante limitados y pobres de lo bueno que puede llegar a ser. El segundo tipo de dicha, que es como yo defino la iluminación, es la dicha emocional, y es extremadamente rara. Algunos pueden confundir el estado de dicha emocional con algunos sentimientos de satisfacción o alegría emocional, pero no es eso; es mucho más profundo que esas cosas. El tercer tipo de dicha es la dicha mental, que se hace posible después de dominar el arte de no pensar. Entonces, a veces, cuando piensas en algo, ese proceso en sí mismo puede ser dichoso. De hecho, la felicidad emocional es la experiencia de la iluminación. El tipo de felicidad emocional que viene con la experiencia de la iluminación es lo que se podría llamar completa. Este tipo de gozo proviene únicamente de la pérdida de identidad, que a su vez proviene de la detención absoluta del pensamiento. Es absolutamente pacífico. Te llena de un sentimiento de amor incondicional. Este sentimiento de amor incondicional no está dirigido a nada en particular. Es sólo un sentimiento que tienes sobre todo en general que se dirige a cualquier cosa a la que prestes atención, y lo más importante, este sentimiento de amor incondicional se dirige a ti mismo.

Y dura tres días.

Entonces, todo es maravilloso, cada persona y animal es maravilloso, amas todo, te sientes maravilloso. Tu mente no está atestada de pensamientos inútiles, por lo que no hay preocupaciones ni problemas en el mundo, estás en un estado de completa paz.

Que conste que este estado es contagioso. Mi experiencia comenzó por la tarde mientras estaba solo en casa, pero esa noche llegaron a casa mi mujer y mi hija. Ella trabajaba en una oficina de informática como analista de sistemas para el sistema de facturación del Hospital de la Universidad de Washington. Era un trabajo muy estresante. El sistema de facturación se ponía en marcha a medianoche y si una pequeña tirita no aparecía correctamente, todo el sistema se apagaba, y ella tenía que levantarse a menudo a la una o las dos de la mañana, conducir hasta el trabajo y encontrar el problema. Fue mucho mejor después, cuando consiguió un terminal en casa para poder trabajar desde ella. En cualquier caso, su trabajo era estresante, por lo que podía estar cansada y malhumorada, y nuestra hija, que acababa de volver de la guardería, a menudo también estaba cansada y malhumorada. Era la tierra de los gruñones y a veces me unía a la diversión de los gruñones, pero más a menudo me mantenía al margen.

Esta vez, sin embargo, fue diferente, no les dije nada, nunca se me habría ocurrido hacerlo a menos que alguien preguntara por ello. Esta vez en la cocina fue diferente. Esta vez fue una pequeña reunión tranquila y pacífica.

El segundo día fue más o menos lo mismo, excepto que la sensación de felicidad emocional era un poco menos, y la sensación de no identidad era un poco menos, el pensamiento comenzó a regresar poco a poco y hacia el final del segundo día, el pensamiento había vuelto más o menos, aunque con un tono notablemente diferente. Era como si los pensamientos se destacaran de alguna manera como más limpios, no manchados por el parloteo de la mente de mono.

El tercer día todavía había dicha y tranquilidad interna, pero era menor que el día anterior, y cada vez menor. El pensamiento normal estaba volviendo y la vida normal volvía con él.

Al volver a pensar, la persona quiere naturalmente averiguar qué es lo que le acaba de ocurrir. La mayoría sospechará que fue la iluminación, pero conocer la definición de una palabra es una cosa, experimentarla y luego averiguar de qué se trata es algo totalmente distinto. Una de las primeras cosas que notas al pensar en los retornos es que, cuando entra en tu mente alguna pregunta filosófica profunda o imposible, la respuesta a esa pregunta te viene inmediatamente, ¡y sabes que es la respuesta correcta! No sólo lo piensas o crees que lo sabes, lo sabes con certeza, sea lo que sea; es un hecho obvio - contestado. Esta parte de la experiencia continúa durante un par de días. Algunos de los dibujantes religiosos lo llaman Raincloud Samadhi, que se supone que significa que toda la información del universo se vierte en tu cabeza, toda a la vez. Bueno, "toda la información" es una exageración ridícula. Posiblemente se lo parezca a algunos preguntones extraordinariamente vociferantes a los que les gusta la poesía, pero no, no todo el conocimiento del universo entra en tu cabeza, aunque sí las respuestas a preguntas concretas. Algunas sectas budistas las denominan "realizaciones", y cuanto más fundamentalista es la secta, más hincapié hacen en la importancia de estas realizaciones. Yo mismo tuve algunas de estas realizaciones, pero más tarde las olvidé y estas respuestas se desvanecieron en la distancia. Después me di cuenta de que ese tipo de realizaciones filosóficas sólo sirven para impresionar a los demás con "sabiduría". Sin embargo, las realizaciones sobre uno mismo y sobre los demás... ya sea sobre otros individuos o sobre la naturaleza humana en general, son diferentes. Ese tipo de realizaciones se mezclan y se incorporan a tus valores y luego a tu actitud, por lo que tal vez se podría decir que se olvidan de una manera diferente. Se olvidan en el nivel superficial de la mente, pero se recuerdan en el nivel del ser interior. Esa es una forma de describir la actitud taoísta hacia el conocimiento y el ser.

Al menos, así funcionó en mi caso, pero soy tranquilo y no hablo mucho. Soy un taoísta nato, y los taoístas aprecian la importancia de no abarrotar sus mentes con lo que casi siempre resulta ser un montón de información inútil. Una persona muy mental y a la vez maestra de ideas, recordaría las realizaciones para luego compartirlas con los alumnos deseosos de abarrotar sus mentes con información inútil. En cualquier caso, todas estas brillantes realizaciones son públicas ahora, en esta era de la información, puedes conseguirlas gratis en internet. Una de las grandes utilidades de este tipo de información es mostrar a la gente que hay más cosas en el mundo de las que creen. Sin embargo, es útil sobre todo si consigue que alguien empiece a practicar la meditación.

Sin embargo, es natural que la gente se centre en el aspecto mental o en el recuerdo de algo, y que le dé importancia a eso, en lugar de a la experiencia en sí.

Otro aspecto de la naturaleza de una persona está estrechamente ligado a la experiencia de la iluminación, y es la honestidad, y sobre todo la auto-honestidad. Una persona debe tener una buena auto-honestidad para poder tener la oportunidad de la iluminación. Esto se debe a que después de algún tiempo, meses o años, una persona termina haciendo lo que se llama "enfrentar su lado oscuro". Desgraciadamente, muchas personas tienden a negarlo, así que cuando llegan a esa fase del juego, en la que ven su lado oscuro, dejan de meditar Esto significa que los que quedan, los que se mantienen, no tienen miedo de enfrentarse a su peor enemigo. Son guerreros de corazón y tienen una dureza y valentía internas que permiten esta exploración continua del yo.

La experiencia de la iluminación enciende un proceso de alquimia interna, que es cuando comienza el verdadero crecimiento personal, y este crecimiento sólo se debe a la despiadada autohonestidad de la persona. Ya no se excusan a sí mismos por sus errores, y si detectan una excusa examinan su creencia para ver si es cierta o no. Autoexamen, autointrospección, autohonestidad, eso es lo que hay. La tendencia a la autohonestidad ya estaba ahí o no habrían tenido la experiencia de la iluminación, pero después de la experiencia se vuelve más absoluta.

Es entonces cuando empiezan los problemas, porque no sólo te aplicas esta honestidad despiadada a ti mismo, sino que naturalmente también la aplicas a todos los demás, y además de forma salvaje. Resulta asombroso observar a las personas que se hacen tanto daño a sí mismas y a los demás, y luego lo niegan. Te preguntas: ¿cómo pueden mentirse a sí mismos de esa manera? Te das cuenta de que están destrozados por dentro por el conflicto interno. Empiezas a ver cómo muchas personas están tan jodidas, y esta constatación es bastante deprimente. Por supuesto, quieres ayudarles a aliviar su sufrimiento. Sabes que esta maravillosa experiencia que has tenido tiene que ver con la autohonestidad y con vivir en la realidad, y ellos lo necesitan urgentemente. Así que en este punto, corres el riesgo de convertirte en una especie de evangelista, queriendo compartir esta maravillosa práctica que tienes, que hizo todo posible. Eso es lo que me pasó a mí. Esto es lo que los budistas llaman ser un Bodhisattva, que es cuando una persona tiene su experiencia de iluminación y jura no iluminarse completamente hasta que haya ayudado a todos los demás en el planeta a iluminarse también.

Lo que ocurre es que intentas compartir esta maravilla que has aprendido porque quieres ayudar a la gente, no por el dinero. Lo que ocurre en realidad es que descubres que casi nadie está interesado, y de los que están interesados casi nadie quiere hacer el trabajo. los que empiezan suelen abandonar. Así que, al final, uno se da por vencido y dice "al diablo", lo cual es también el momento de transición de bodhisattva a Buda. Un bodhisattva es un evangelista, quiere llevar a todo el mundo a la iluminación, mientras que a un Buda ya no le importa nada. No tardas en darte cuenta de que a la gente no le gustan los evangelistas.

Así que eso también es deprimente. Aprender lo jodida que está la gente es deprimente, y luego descubrir que no puedes ayudar a la mayoría de ellos es aún más deprimente. Aquí es donde se llega al punto en que muchas personas que tienen una experiencia de iluminación se suicidan o se vuelven locas ... esencialmente eliminando a los que no son lo suficientemente duros, eliminando a los no guerreros.

Así que la iluminación, esta cosa que es tan ligera y positiva y maravillosa al principio, se convierte inevitablemente en una época oscura y deprimente a medida que la rueda del Yin Yang gira de un lado a otro. Esta parte difícil es algo de lo que no hablan los dibujantes religiosos. Cuando hay un problema, el guerrero lo afronta en lugar de poner excusas, y este problema es muy jugoso. La solución a este problema es básicamente rendirse, no preocuparse más, tomar lo bueno con lo malo. Desde tu perspectiva puedes ver cómo la gente está sufriendo, pero en otras ocasiones son tan malditamente lindos. La solución, en realidad, es no preocuparse más, la marca de un Buda dicen. No puedes cambiarlo, así que no te preocupes. Puede que encuentres a una o dos personas a las que puedas ayudar a llegar lejos con tu práctica, pero nunca vas a cambiar a la población en general.

También existe el problema de las definiciones con la iluminación, como he señalado, y una de ellas es la forma en que la gente define la experiencia posterior a la iluminación. ¿La experiencia de la iluminación, combinada con las realizaciones, se suma a un nivel superior de iluminación? ¿O la vuelta a la vida más o menos normal pero con algunas comprensiones adicionales y habilidades mejoradas significa que ya no estás iluminado? Para responder a esta pregunta encontramos una gran pista en la propia palabra. La palabra iluminado termina con las dos letras "ed", y lo que aprendí en el jardín de infancia es que si pones 'ed' al final de una palabra, significa que ocurrió en el pasado. Iluminado significa que está en el pasado, que te has iluminado durante tu experiencia de iluminación, pero la experiencia en sí misma, la dicha emocional y el no pensar, ya no está ahí, ¿verdad? Está en el pasado. No hay mucho acuerdo entre los usuarios de esas palabras en cuanto a lo que realmente significan. En realidad, no me importa qué camino elijas. No tiene ninguna importancia para mí. De hecho, nunca me importó la iluminación, ni antes ni después de que se produjera. Sin embargo, elijo ir con mi propia experiencia, y con el uso común de la palabra en que, como la palabra termina en 'ed', para mí está en el pasado. Así que lo pongo de esta manera: Estuve iluminado durante y poco después de mi experiencia de iluminación, pero ahora no estoy iluminado, sólo soy más inteligente. Para mí tiene más sentido y tiene el atractivo añadido de ir en contra de las percepciones de la multitud enloquecida.

Sería bonito, por supuesto, muy bonito, volver a tener esta experiencia de dicha emocional. Sospecho que si empezara a meditar mucho más, podría volver. En cierto modo, es como una droga, empieza y te colocas mucho, y luego se te pasa el efecto y te quedas muy decaído. Sin embargo, es la droga más asombrosa del mundo, no hay nada mejor que la pureza, no hay nada mejor que la limpieza y el poder.

Para mí es realmente asombroso que todo el mundo tenga en su interior esta capacidad latente de experimentar el éxtasis y un profundo silencio y paz interiores. Qué maravillosos somos, qué fantástica es la vida para darnos algo así. Sin embargo, es casi desconocido para las multitudes, y como tal, poco apreciado. Es realmente un misterio del universo, ¿cómo puede ser algo así?

Permítanme decirles con toda claridad que yo estaba seguro de que los dragones no existían. Yo era como un Sr. Ciencia, me encantaba la ciencia y la física, y junto con eso venía el equipaje estándar que consistía en una fina creencia egoísta de que no existía el mundo espiritual. Yo era un tipo de mundo real con mentalidad mecánica y nunca sospeché que mi visitante pudiera ser un dragón... pero me estoy adelantando a la historia. No sólo estaba seguro de que los dragones no existían, sino que estaba seguro de que si había algún tipo de seres espirituales, nunca tendrían nada que ver conmigo.

Pues bien, volví a equivocarme.

Después de haber ido a practicar a la casa del Sr. Yueng cada semana durante aproximadamente un año, me dijo que empezaría a ver caras mientras meditaba y que simplemente las ignorara. Comenzó a suceder justo después de que me lo dijera, mientras estaba sentado meditando en la cama, antes de ir a dormir. Es misterioso lo que sucedía, y sucedía mucho. Mientras estaba sentada meditando con los ojos cerrados, aparecía una cara frente a mí a un metro de distancia, mirándome, mirándome a los ojos. El rostro se quedaba allí durante unos tres o cuatro segundos y luego se evaporaba. No reconocía a ninguno de ellos, no tenía ni idea de quiénes eran ni de por qué aparecían. No despertaba mi interés, ni sentía curiosidad, así que me limitaba a ignorarlos como me decía mi profesor. Casi todos los rostros que vi, aunque no todos, eran humanos. Una vez se lo comenté a un meditador, que me aconsejó que el hecho de ver esos rostros era que yo estaba resolviendo mi karma de lo que debía ser un montón de vidas pasadas, teniendo en cuenta la cantidad de rostros que había.

Ver rostros no era una prueba convincente para mí de que estuviera conectando con seres espirituales de alguna manera, pero por aquel entonces ocurrió algo que fue increíblemente convincente.

Era la época de los primeros tiempos de Internet, y AOL acababa de inventar los foros sociales públicos de Internet. Conocí a una mujer a través de los foros budistas de AOL y pensé que era bastante guapa, probablemente porque me envió una foto "bonita" y no me dijo que tenía novio. Después de conocerla durante un año, me escribió que su novio estaba en el hospital porque le habían tirado ácido a la cara y que quería que rezara por su curación.

Nunca había rezado por nada antes, así que era algo nuevo para mí. Me imaginé que curar algo como una cara arruinada por el ácido no era el tipo de petición de curación habitual y que se necesitaría un verdadero milagro para solucionarlo. Había leído sobre Babaji Nagaraj en el libro "Autobiografía de un yogui". Babaji Nagaraj nació hace unos 1800 años, se convirtió en un ser energético antes de los 18 años, y es capaz de manifestar un cuerpo físico si lo desea. Un avatar es una persona que es una encarnación de Dios, y hay al menos un avatar en el planeta en todo momento. Babaji es un mahavatar que es capaz de hacer verdaderos milagros, por lo que decidí apelar a él. Mahavatar significa gran avatar. Como un aparte aquí, aprendí que el Siddha Yoga que Babaji usó para convertirse en un maestro ascendido es similar a mi Tien Shan Chi Kung.

No sabía el nombre de la persona, y había leído que cuando se reza por algo hay que ser exigente con ello. Así que, en voz alta, dije: "Babaji, quiero que cures a este tipo, y quiero que lo hagas ahora, así que ¡hazlo!".

La respuesta fue inmediata: "Hazlo tú mismo", con un acento extra en el "yo". Ni en mis sueños más salvajes esperaba recibir una respuesta, ¡así que fue especial!

Sonaba como si alguien te hablara al oído. No había ninguna duda de que esta respuesta venía de fuera de mí, ni mucho menos como la vocecita interna de autoconversación con la que algunas personas dialogan. Esto dio lugar a una cascada de realizaciones que se produjeron a lo largo de algunos años. La primera fue muy importante. Realmente hay personas invisibles que pueden hablar contigo. Existe realmente un mundo espiritual y puedes relacionarte con él. Lo primero que comprendí sobre este escenario en particular fue que me imaginé que me estaba regañando por molestarlo, así que la primera lección fue "no molestes a los avatares con peticiones egoístas".

Más tarde, la señora me dijo que su novio era un traficante de drogas punk que intentaba colarse en el territorio de la mafia, precisamente en Las Vegas.

Evidentemente, el novio pidió lo que le dieron, y le entregaron su karma en la cara. Lo pidió y me di cuenta de que Babaji lo sabía todo, aunque no supiera el nombre del tipo, y que no iba a interferir en su karma. Esa puede haber sido la razón por la que sonó molesto ante mi petición.

Tuve otros pensamientos, como ¿por qué me dijo que lo hiciera? ¿Estaba diciendo que yo podía curar algo así, o estaba diciendo que no podía curar algo así? No creí que estuviera diciendo que podía curarlo porque no soy un tipo de curandero y no lo hago... tal vez estaba diciendo que podría ser posible. Tuve otro pensamiento, ¿por qué se molestó en responderme cuando probablemente recibe cien peticiones similares cada minuto? Como ves, sólo tenía preguntas y ninguna respuesta.

Seguí viendo caras de extraños que se me aparecían mientras meditaba, pero una vez fue notablemente diferente, y desconcertante. Esta vez vinieron a verme tres seres, y vi sus cuerpos enteros. Estaban más lejos, como a unos cuatro metros, a la izquierda, ¡y supe que eran demonios! ¿Cómo supe que eran demonios? No lo sé, pero me asustó tanto que dejé de meditar. Para que te hagas una idea del aspecto de los demonios, imagínate a los malos, los extraterrestres traficantes de armas, de la película "El quinto elemento", aunque no tan caricaturescos como en la película, con un aspecto mucho más serio y un aura seriamente amenazadora.

Luego, a la noche siguiente, volvieron a aparecer los tres demonios. Entonces sí me asusté, pensando: "¿qué me van a hacer estos tipos?". Pues no hicieron nada, salvo darme un buen susto y hacer que dejara mis meditaciones en la cama por un rato.

Yo también sé por qué aparecieron. Es porque justo antes de eso hice una oración especial que era muy importante para mí, era sólo mi segunda oración "oficial", o petición al mundo de los espíritus, y todavía tenía mucho que aprender.

Esta oración que hice fue muy importante para mí, y se centraba en salvar el medio ambiente. Surgió a raíz de las elecciones presidenciales, en las que el ganador antiecologista hizo una clara trampa.

Antes de eso había habido cierta esperanza de que el movimiento ecologista ayudara a invertir la espiral descendente que se manifiesta como el evento de extinción más rápido de la historia del planeta. Entonces iba mal y ahora va a toda máquina. Me rompe el corazón verlo.

Se reduce a la superpoblación humana frente al reino animal, y en general me gustan más los animales que las personas. Por eso, mi gran oración era salvar el medio ambiente, y la solución al plan podría pasar por no vivirlo. Así que, por decirlo de otra manera, estaba haciendo una oración que arriesgaba mi vida para salvar la naturaleza y el reino animal. Algo así, viniendo de un aprendiz de mago bien energizado, tiende a llamar la atención de algunos pesos pesados del reino de los espíritus, porque me dirigí a la mayoría de ellos de todos modos.

Esta fue la primera oración seria que hice en mi vida, por lo que era un principiante con más de cincuenta años. Había leído sobre la oración y, por mi contacto con el taoísmo, sabía que, para que tuviera las mayores posibilidades de éxito, debía hacerse con las más altas consideraciones éticas. Tardé un par de semanas en resolver los detalles de la ética y dar con la mejor solución. También pensé que era una práctica habitual dirigirse a algún ser poderoso con la petición, pero no sabía a quién rezar, no sabía cuáles eran reales o imaginarios, así que tomé una especie de enfoque de escopeta y nombré a un montón de ellos. La lista de los grandes a los que acabé invocando era más o menos así: Dios, Buda, Jesús, Lao Tzu, Quan Yin, Sai Baba, Babaji, sabía que Sai Baba y Babaji eran reales, con una alta probabilidad de que Buda y Jesús también lo fueran. Mi error fue que cuando terminé de dirigirme a ellos, la palabra "demonios" apareció justo al final de la lista, sin que yo lo previera, ya que no estaba en el guión que había preparado cuidadosamente durante esas semanas.

Evidentemente, ninguno de los otros a los que me dirigí estaba dispuesto a responder o a actuar, pero los demonios sí. Lo que aprendí de esa aterradora experiencia es que es posible que la gente pida ayuda a los demonios. Resulta que no son tan quisquillosos, están dispuestos a ayudar a la gente, pero cuanto más poderosos, mejor, claro. Para ellos.

Si eres poderoso entonces quieren ayudar porque si lo hacen, entonces estás en deuda con ellos. Luego, cuando mueres, puedes pasar un tiempo de calidad en sus filas. Por supuesto, ¿quién no querría tener gente con poder en su equipo? Es natural. A los buenos también les gusta el poder, por supuesto, pero les preocupa más el tipo de poder que proviene de la conducta ética, de la virtud, un tema muy amplio.

Verás, en ese momento no tenía ni idea de que era un chamán con algún tipo de poder espiritual, no sabía que mi espíritu era de dragón, ni sabía que mi guardián era un dragón, pero me estoy adelantando a la historia otra vez.

Este episodio con la oración y la respuesta de los demonios me mostró que, por supuesto, los dragones pueden pedir ayuda a los demonios si lo desean, simplemente es algo que nunca desean hacer.   Por lo tanto, cuando los llamé semi accidentalmente, tuvieron una oportunidad fantástica, una vez en un millón de años, a la que no pudieron resistirse. Sin embargo, se mantuvieron a distancia, porque están cagados de miedo por mi guardián, el dragón blanco, que está a mi lado derecho.

No sabía que el dragón blanco era mi guardián o guía espiritual. Así es como lo descubrí. El descubrimiento me llevó más de una década.

Una noche estaba sentado en la cama meditando con los ojos cerrados cuando se me apareció este dramático y misterioso rostro. El extremo de la nariz estaba a un metro de mí, y como la criatura tenía la nariz un poco larga, ponía la cabeza más atrás. Era más o menos del tamaño de una cabeza humana, excepto que era más larga y un poco más ancha, más redonda que una cabeza humana. Se podría decir que esa nariz y esa mandíbula, que estaban cerradas, le daban un aspecto muy parecido a uno de los dinosaurios raptores, que tenían la nariz y las mandíbulas más altas que anchas cuando las mandíbulas están cerradas, lo que indica unos dientes grandes y unas mandíbulas fuertes. Imagina un gran dinosaurio rapaz con una cabeza de tamaño superior al humano mirándote fijamente a un metro de distancia. Podría ser una experiencia emocionante para algunas personas. Los ojos que me miraban eran grandes y amarillos y tenían pupilas redondas que miraban hacia delante con visión binocular, a diferencia de los raptores, que tenían ojos pequeños en los laterales de la cabeza. Los ojos eran como ojos de búho, o de águila.

Estaba cubierto de pequeñas escamas como un reptil o dinosaurio y el color era blanco. Hay que tener en cuenta que estaba meditando en una habitación oscura, por lo que la escena no estaba muy iluminada, sino que era un poco sombría, lo que hacía que el visitante fuera de un suave blanco apagado o de un color gris muy claro, plateado. Las escamas que rodeaban los labios, las fosas nasales y los ojos eran más grandes que las demás, y eran de un suave color violeta que se mezclaba con el gris claro del resto.

Aquellos grandes ojos amarillos con sus grandes y redondas pupilas que estaban tan cerca de los míos me miraban en realidad desde una gran distancia, no necesariamente de espacio, sino de raza, experiencia, conocimiento y poder.

Una cosa que destacaba de forma notable era también una parte esencial de su ser. Tenía una especie de floritura en la cabeza, como la que tenían algunos dinosaurios y la que tienen ahora algunos reptiles. Imagínate un paraguas con sus costillas duras y su tela suave, era básicamente así, rodeando la parte superior y los lados de su cabeza y abriéndose hacia la parte posterior. Este gran volante que tenía era del mismo color blanquecino que el resto de su cabeza, excepto las costillas que servían de marco de apoyo para la tela de la piel, tenían el mismo color violeta claro que las escamas alrededor de los labios, los ojos y las fosas nasales.

Mantenía el volante medio abierto, ni completamente abierto en señal de amenaza ni completamente cerrado como en la relajación, sólo neutral, lo que indicaba alerta, supongo, y este ser no era nada si no estaba alerta. Lo más destacable de esta flor es que no tenía un final que yo pudiera ver, sino que se desvanecía suavemente en la penumbra del fondo, como si estuviera entrelazada con el tejido del universo. También parecía una gran corona impresionante la que llevaba. Que llevaba permanentemente. Sin ese gran volante/corona se habría parecido mucho a un dragón de Komodo en algunos aspectos, pero se parecía más a la variedad común de dinosaurio rapaz, excepto por los ojos amarillos bastante grandes que miraban hacia delante, que me miraban desde algo que los dinosaurios rapaz y los dragones de Komodo no tienen, que es la frente.

Los ojos me miraban fijamente, ni con amistad ni con enemistad, sólo completamente neutrales, ¡y tan tranquilos! Irradiaba una sensación de gran sabiduría y experiencia y una edad inmensa. La calma que emanaba de su ser y de sus ojos era de una profundidad asombrosa. Al mirarlo a los ojos, me di cuenta de que tenía una calma extrema, extraordinaria, absoluta; una calma tan severa, que estoy seguro de que asustaría a algunas personas. Ni que decir tiene que no tenía expresión. Sabía que esa gran calma provenía de tener un gran poder, no sabía qué tipo de poder podría ser, como el poder de un gobernante, el poder social, el poder sobre la vida y la muerte, pero evidentemente era un ser muy poderoso.

Se marchó al cabo de unos siete segundos y yo seguí meditando, ignorándolo como me había dicho mi maestro, que ignorara a los visitantes.

Sin embargo, pensé en ello de vez en cuando, y como sabía que no existían los dragones, supuse que mi visitante escamoso debía ser un dinosaurio inteligente o un extraterrestre, y que se trataba de una visita al azar, sin sentido.

En retrospectiva, durante ese tiempo, a medida que crecía en este camino del mago, me había despertado la curiosidad por saber quién podría ser mi guía espiritual o guardián. Había algunos indicadores al respecto que me habían pasado desapercibidos. No se me ocurrió que ese dinosaurio que había venido a verme fuera mi guía espiritual, y en todo caso era sólo una leve curiosidad que tenía.

Una vez, un estudiante mío que vino a mí para convertirse en un sanador de energía me convenció de ir a una gran feria psíquica en una sala gigante en las instalaciones de Boeing Aircraft Renton. Me paseé por allí y miré todos los cristales y las cosas de la nueva era, y cuando pasé junto a uno de los psíquicos tuve el capricho de preguntarle quién era mi guía espiritual, así que me senté frente a él en su pequeña mesa de cartas. Realmente era una mesa de cartas, porque usaba cartas del Tarot. Hice mi pregunta, entonces él barajó las cartas e hizo lo del Tarot. Una vez que todas las cartas fueron volteadas, miró por encima de mi hombro derecho durante un par de segundos y luego dijo: "No estés tan ansioso por conocer a tu guía espiritual porque Satanás intentará engañarte". Luego dijo: "Se esforzará mucho más por atraparte, porque si lo hace será un gran golpe para él".

Así que evidentemente este vidente había visto a mi guardián y supuso que era Satanás.

Cuando me levanté de la mesa, encendió una vela y se puso a rezar fervientemente.

Pensé que era genial que Satanás se esforzara tanto por atraparme, era bueno para mi ego, verificando que yo era uno de los buenos.

Alrededor de un año después de que este ser me visitara, empecé a pensar en ello más y más, y decidí ir a ver al Sr. Yueng por ello. Había planeado ir una tarde, pero cuando llegó la tarde me acobardé. Hacía un par de años que no le veía y no quería molestarle con preguntas tontas, ni molestarle en absoluto, así que esa tarde me eché una siesta. Mientras dormía se me apareció en un sueño y me dijo: "¡Ven mañana, a las tres!" Así que eso fue todo. La tarde siguiente fui a verle a las tres.

Había dibujado un boceto de frente del ser que vino a verme y se lo mostré. Por supuesto, él lo sabía todo, como sabía todo lo que yo hacía y pensaba en casa. Sabía todo lo que me pasaba. Nunca dijo: "Sé lo que pensabas/hacías". Se limitaba a comentar casualmente lo que había hecho o pensado de forma que no dejaba lugar a dudas.

De todos modos, le mostré el boceto y yo, pensando que podía haber una raza de dinosaurios inteligentes en el pasado, le pregunté si era un dinosaurio. Me dijo que no. Entonces le pregunté si era un Alien y volvió a decir que no. Así que me quedé sentado durante unos segundos reflexionando sobre lo que podría haber sido y entonces dijo: "Es un inmortal". No se me ocurrió nada que decir a eso, es tal vez un problema que tengo, que es no hacer preguntas en el mejor momento. Se podría decir que es simplemente una aceptación incuestionable de las afirmaciones, o se podría decir que es un caso grave de falta de curiosidad, o de curiosidad súper lenta. En cualquier caso, no hubo más discusión sobre mi visitante, no significó realmente nada para mí en ese momento ni durante mucho tiempo después. Me pregunto, si hubiera sido lo suficientemente sabio como para preguntar más, ¿me habría dicho qué tipo de inmortal era, qué significaba y por qué vino a verme? En cualquier caso, fue mucho mejor que no preguntara y que no lo contara, porque me habría costado creerle.

Seguimos hablando de algunas otras cosas, como que volví a hacerme una foto juntos antes de trasladarme a Ecuador. Lo que sí me dijo al final fue que sólo rezara a un dios y no a un montón de ellos, así que le pregunté a cuál y me sugirió que rezara a Quan Yin, la diosa de la compasión.

Un año más tarde, mientras estaba de aventuras con un amigo indio, fui a ver a este chamán indio americano, que era muy abierto y con un corazón tan puro, un espíritu alegre y avanzado. Fuimos a su pequeña cabaña en el bosque y durante la ceremonia vi que en un momento dado miró por encima de mi cabeza y vio algo que le impresionó un poco. No dijo nada, pero lo que leí de su breve y leve expresión fue que había visto algo que era un poco emocionante y poderoso/peligroso al mismo tiempo. También tuve la sensación de que vio algo que me vigilaba.

Un año después, más o menos, fui a ser alumno de un kahuna hawaiano. Había estado yendo a unas clases de defensa personal impartidas por uno de mis hermanos de kung fu llamado Tom. Es un conocido dentista de alto nivel, y a veces la gente volaba por medio mundo en sus Lear jets para verlo. Era uno de los luchadores más hábiles del mundo. Tom era el mejor alumno de mi profesor de kung fu, Dave, así que cuando éste falleció, Tom se hizo cargo de las tareas de enseñanza. A Tom le gustaba vivir en el lado salvaje. Se hizo amigo de uno de los grandes mafiosos de Seattle y consiguió que lo invitaran a visitarlo, y en una ocasión les dio una paliza a los mejores guardaespaldas del tipo, todo de forma amistosa, por supuesto. Me dijo que debía ir a ver a este amigo suyo kahuna si quería ver magia de verdad. Pensé que sería genial ver algo de magia, así que fui a ser alumno de este kahuna.

Era 100% hawaiano, provenía de un linaje familiar de kahunas, y había sido entrenado en las artes kahunas por su abuela. Era reconocido internacionalmente como el kahuna más poderoso del Océano Pacífico. Fui a verle mensualmente durante medio año más o menos y se hizo evidente que tenía un fuerte resentimiento contra lo que los blancos habían hecho a los hawaianos. Nos contaba cómo los misioneros cristianos habían redactado la "biblia" hawaiana, hasta entonces oral, y, por supuesto, la habían fastidiado, interpretando las cosas desde el punto de vista de fundamentalistas con el cerebro lavado. Destruyeron efectivamente la verdadera y original espiritualidad hawaiana, y todos los demás kahunas de Hawái, y quiero decir todos los de Hawái, excepto su familia, fueron entrenados en este sistema bastardo de cultivo de kahuna y por eso su poder era débil. Este kahuna, que permanecerá en el anonimato, sentía una ira latente hacia los blancos por haber destruido el sistema religioso y espiritual indígena de su tierra. Los blancos habían hecho cosas como poner vidrios rotos en los caminos para que los hawaianos se calzaran, y realmente los odiaba por eso. Odiaba que los blancos usaran y abusaran de los hawaianos como criados y sirvientes. Odiaba que los hawaianos hubieran sido desviados de su cultura por el cristianismo y debido a eso, no tenía estudiantes hawaianos, sólo blancos... blancos casualmente interesados y envenenados.

Es verdaderamente triste ver el final de una línea como la suya, al no tener alumnos hawaianos estaba viendo como su tradición se perdía en el tiempo. No es raro en absoluto, mucho conocimiento se está perdiendo hoy en día. El chamán indio americano que visité en su cabaña en el bosque tenía el mismo problema, los indios de su propio pueblo se habían vuelto contra él por los predicadores cristianos, y excepto un pariente, sólo tenía blancos casualmente interesados como estudiantes. Sin embargo, lloró por ello en lugar de convertirse en un odioso como lo había hecho el Kahuna. Lo mismo ocurrió con el señor Yueng, al principio sólo quería enseñar chi kung a los chinos, pero ninguno estaba interesado. Incluso un par de años después de empezar con él estaba tan cabreado por ello que una vez dijo: "¡Los chinos son unos estúpidos!" Dijo que sólo estaban interesados en perseguir el todopoderoso dólar y que no les importaba el crecimiento espiritual. Pero, por supuesto, amaba a China y a los chinos... la cosa se complica. Como no pudo conseguir estudiantes chinos ni siquiera para un mes, no iba a enseñar chi kung, pero entonces me conoció, y su mujer le convenció para que enseñara.

Así que ya ves, el efecto de primero la iglesia, y ahora la cultura que ha generado, está activo incluso en estos días, destruyendo la espiritualidad indígena en casi todo el mundo al que llega. Lamentablemente, se está perdiendo mucho conocimiento durante estos días de la Gran Estupidificación, que ya lleva más de mil años. El inicio de la Gran Estupidificación comenzó, en mi opinión, con la quema de la Gran Biblioteca de Alejandría, Egipto, por parte de los primeros cruzados y el inicio de la edad oscura.

Lamentablemente, el kahuna dirigió parte de esta ira hacia mí. Puede que fuera porque, a modo de presentación, le dije que me había criado en Sudamérica y que teníamos criadas. Digo desgraciadamente porque pareció relacionar el hecho de que mis padres tuvieran criadas en Sudamérica con los abusos que sufrían los hawaianos como sirvientes de los blancos; aunque mis padres siempre fueron muy amables y serviciales con los sirvientes. La principal razón por la que le había mencionado el hecho de tener criadas era porque nuestras criadas habían ayudado a criarme, a alimentarme y a cuidarme. Había pasado más tiempo con ellas que con mis padres, así que, en cierto modo, me habían criado indios sudamericanos pobres en lugar de americanos blancos de clase media, que es lo que intentaba decirle al kahuna, pero me salió el tiro por la culata.

Les dije a dos de mis estudiantes de chi kung que debían venir a experimentar y aprender de este maravilloso Kahuna mágico, así que se unieron a mí para sus clases. Nos dimos cuenta de que sus alumnos de larga duración estaban extrañamente apagados y sin vitalidad. Se nos ocurrió que podía haber algún tipo de vampirismo energético. Poco a poco me di cuenta de que el Kahuna sentía una fuerte aversión por mí, de la misma manera que alguien con un corazón envenenado desprecia automáticamente a alguien con un corazón puro.

También le molestaba que fuera tan ingenuo sobre mi propio progreso y poder espiritual; en un momento dado comentó sobre mí: "Eres TAN afortunada", pero lo dijo de una manera sibilante y enfadada por los celos. Me maltrataba verbalmente con bastante frecuencia y sospecho que quería que no volviera, pero soy dura en algunos aspectos y aguantaré algunos abusos para aprender. Este Kahuna era muy poderoso. Tenía mucho poder de Chi con el que te podía explotar, podía ver tus órganos y lo que hacías en casa, y podía llevarte al infierno hawaiano. Llevó a un par de personas, por separado, a un tour psíquico por el infierno hawaiano, y cuando volvieron uno de ellos se encogió en posición fetal durante un par de horas... ¡pero apuesto a que el kahuna no podía llevarte al cielo hawaiano!

En un momento dado, doce de los kahunas cristianizados de Hawai se reunieron y, en grupo, le enviaron un hechizo de muerte. Él simplemente le dio la vuelta y se lo devolvió a esos doce falsos kahunas. Todos ellos murieron en cuestión de un par de días. Mi hermano de kung fu, Tom, que me había enviado y que era amigo del kahuna, me verificó esto, que se había dado cuenta psíquicamente de ello en cuanto ocurrió. Tom le preguntó al kahuna si era realmente necesario matar a todos esos tipos porque conocía a algunos de ellos. Le dijeron que ya se había hecho y que no se podía hacer nada al respecto. Esos doce tipos probaron su propia medicina, eso es todo. El kahuna pasaba una cantidad considerable de su tiempo visitando astralmente el reino de los espíritus y participando en las interminables guerras de allí, y mi hermano de kung fu, Tom, era consciente de ello y se unía a él a veces. Hay que tener tenía cuenta que estas guerras en el reino de los espíritus son cosas de mandos intermedios, los de arriba normalmente no se involucran.

Entonces, ¿qué tiene que ver todo esto del Kahuna con mi guardián dragón? Durante mi última clase como alumno suyo, nos informó de que pasaría por la sala -éramos siete- y nos diría a cada uno quiénes eran nuestros guardianes. Me entusiasmó la idea. Estábamos sentados en el suelo y recostados contra la pared de su sótano, como de costumbre. Recorrió la sala describiendo los distintos guardianes de las personas con bastante detalle. Cuando llegó a mí, dijo que mi guardián era una viejecita con una nube de pelo blanco que me ignoraba la mayor parte del tiempo y se iba mucho. Bueno, eso fue una decepción. Esperaba algo con un poco más de fuerza, aunque luego lo racionalicé, pensando que las viejecitas de pelo blanco pueden tener mucha sabiduría.

Bueno, no lo sabía entonces, pero resulta que estaba describiendo, e insultando, al inmortal, ese ser de color blanquecino parecido a un reptil que había venido a verme. El gran volante blanco que había descrito como una nube de pelo blanco, y llamar a un dragón viejito podría ser correcto en cierto modo, correcto pero bastante engañoso. Es vieja, sí, muy vieja, y no sé si es macho o hembra. El kahuna me mentía, me engañaba y me menospreciaba, como era su naturaleza. Su gran error, sin embargo, es que hizo enojar al dragón, algo que quería hacer a propósito. El kahuna era un guerrero, después de todo.

Era un tipo de mediana edad, más joven que yo, y gozaba de buena salud, pero poco después murió repentinamente. Me enteré de que algunos de sus alumnos decían que había muerto en una batalla psíquica con un espíritu muy poderoso que intentaba invadir nuestra dimensión, por así decirlo. Algunos meses más tarde me di cuenta de que había luchado contra mi guardián y así fue como murió. Por supuesto, el dragón blanco estaba cabreado por haber sido insultado y por haberme engañado, y el kahuna lo había desafiado directamente. Me enteré a través de otro viejo amigo muy experimentado que esto no es inaudito, me contó de dos conocidos suyos que habían desafiado a dragones y que ambos habían muerto por ello al poco tiempo.

Hay que tener en cuenta que yo todavía no creía en los dragones, pero me estaba haciendo a la idea de que este inmortal con aspecto de reptil blanco era mi guardián. Parece que lo sabía subconscientemente, y poco a poco fue calando en mi conciencia.

No mucho después de mi aventura con el kahuna, llegué a la edad suficiente para tener derecho a la seguridad social, así que cerré mi negocio, cobré mis propiedades y mi cuenta bancaria, y me trasladé al sur de Ecuador para construir una nueva vida en una tierra pura con una temporada de cultivo de doce meses. Había pensado en comprar un catamarán y navegar por el Pacífico, terminar en Nueva Zelanda, vender el barco y usar ese dinero para comprar tierras allí. Sin embargo, cuando le mencioné esa idea al Sr. Yueng, me dijo que era demasiado peligroso, así que lo obvié.

Después de mudarme aquí, al sur de Ecuador, encontré esta maravillosa tierra para comprar, tierra donde nadie había vivido desde los Incas. Viví solo en un pequeño cobertizo de madera de tres metros por tres metros mientras se construía la casa, y creo que fue la mejor época de mi vida; vivir como un ermitaño en un pequeño cobertizo de madera, con sólo unos minutos de electricidad al día de un ruidoso generador, casi sin internet, y caminando hasta el manantial con una botella de plástico para conseguir agua. Las tablas de las que estaba hecha mi cabaña se encogieron mucho cuando se secaron, por lo que hay huecos entre ellas. Se puede ver a través de los huecos y, con la puerta y las ventanas cerradas, el viento entra directamente, por lo que a veces las campanas de viento hacen su dulce música incluso cuando está todo cerrado. De hecho, ahora mismo estoy sentado en el cobertizo escribiendo este libro.

Una noche estaba sentado aquí en el cobertizo y me centré en este visitante blanco y le hice una pregunta: "¿Eres un extraterrestre?" La respuesta fue un "noooo" largo y tendido. Entonces pregunté: "¿Entonces qué sois?" y de nuevo la respuesta fue inmediata: "Somos dragones".

Por alguna razón no me sorprendió, pero sí me dio un poco de emoción saber que los dragones existían y que yo me había equivocado. Qué maravilloso y fabuloso misterio es el universo, ¿verdad? Me encanta. Los dragones existen, al menos en el reino de los espíritus. El reino de los espíritus está poblado de inmortales, dragones, demonios, fantasmas hambrientos, quizá la variedad sea infinita. Por eso intento, en la medida de lo posible, no tener ninguna creencia sobre lo que no es posible cuando se trata del mundo de los espíritus. Es vasto, y aparentemente lleno de guerras aquí y allá por si alguien quiere involucrarse. Es igual que el mundo real, con sus pequeñas guerras sin parar y las grandes de vez en cuando.

La voz de este dragón era notablemente diferente de las pocas comunicaciones que he tenido desde el otro lado del velo. Era una voz lenta, pero con un sonido rápido y vacilante, muy parecido a un discurso ululante, pero como si estuviera muy lejos, llegando a una gran distancia. La ululación, como se hace en los cantos tribales africanos, se hace con voces agudas, pero este dragón hablaba más bien en una especie de tono bajo sibilante: "Somos dragones". ¡Genial! Es mucho lo que he aprendido cada vez, incluso del más breve contacto con un inmortal. También aprendí que un inmortal taoísta puede convertirse en un dragón cuando entra en el reino del cielo.

Más tarde me centré en la palabra "Nosotros". Le hice la pregunta en singular: "¿Qué sois VOSOTROS?". Él respondió: "Nosotros somos dragones". Le pregunté en singular y me respondió en plural. Al principio supuse que se refería a su familia. Después me di cuenta de que me estaba diciendo que yo formaba parte de la familia. Las realizaciones vienen de tener un punto de la corona super energizado, te das cuenta de que sabes cosas sin saber por qué o cómo las sabes. Estas cosas son fácilmente confundidas con tener una imaginación salvaje por los no iniciados, pero no hay nada que se pueda hacer al respecto. Hay que haber estado allí. Me decía que era un dragón. Aprender más sobre uno mismo siempre es genial, pero puede ser confuso.

De todos modos, oírlo del dragón era mucho más convincente, es más, seguro, que si lo hubiera oído de una persona, incluso de una como mi profesor. Si una persona en la que tuviera absoluta confianza me dijera que soy un dragón, lo ignoraría o asumiría que lo decía sólo de forma simbólica. Sin embargo, oírlo de un dragón real lo dejó claro. No es simbólico, es real, al menos tan real como puede serlo algo del reino de los espíritus, que desde algunos puntos de vista es más real que el mundo "real". He descubierto que en mi linaje los cuerpos de los maestros y los de algunos alumnos están habitados por espíritus de dragones. A Bruce Lee le llamaban "Pequeño Dragón" por más de una razón.

El señor Yueng podría ser el dragón blanco. Sé que es inmortal y que es o era un dragón también, sólo que no sé si era ese dragón blanco en particular que vino a verme. Creo que puede que ya no sea un dragón, ya que parece haber superado incluso eso.

Alrededor de un año después de eso, estuve enseñando algo de chi kung en el pueblo de Vilcabamba, que está a dieciocho millas de mi fortaleza en la montaña. Es un pueblo en el que viven muchos extranjeros. En un momento dado, un francés que era alumno se me acercó y me dijo que había tenido un sueño con un dragón. Yo no le había contado ni le conté mi experiencia con los dragones, así que fue algo inesperado. Me dijo que había soñado con un dragón que llegaba a la ciudad y que no le daba miedo. Entonces le pregunté de qué color era y me dijo que era negro.

Más tarde investigué un poco sobre los dragones chinos y sus colores y descubrí que la descripción del carácter del dragón negro encajaba perfectamente conmigo. El dragón negro también se asocia con el guerrero oscuro o el guerrero místico, y hasta que no lo investigué no supe que mi camiseta favorita, una que me encantaba y que llevaba siempre, tenía el emblema del guerrero místico. Así que durante años había estado desfilando con "mi" emblema sin saberlo. El emblema del guerrero místico es la tortuga y la serpiente entrelazadas. Estas cosas son sólo una verificación más para mí sobre la corrección del conocimiento.

En un momento dado, una canalizadora rusa muy psíquica vino a visitarme aquí en la montaña y me dijo que había dragones en las montañas de los alrededores, que estaban contentos de que yo estuviera aquí, y que me proporcionaban protección. Lo principal que quieren es que cuide bien la tierra. He plantado unos 9.000 árboles forestales autóctonos para reforestar lo que antes era un terreno escarpado para el pastoreo de ganado. Desde entonces, varias personas que han venido a visitarme han comentado que han percibido la presencia de dragones.

A veces me pregunto cómo es posible que una persona sea un ser humano y un dragón al mismo tiempo. Mi mejor conjetura, apoyada por algunas pruebas de épocas anteriores, es que soy la reencarnación de un dragón negro y que mi espíritu es el de un dragón negro, tal vez una cría. No lo sé realmente, y no me importa, todo se revelará a su debido tiempo.

Steve Smith, mi hermano de kung fu e intrépido líder del clan que es el heredero designado del sistema de autodefensa del señor Yueng, ha sido visitado por dragones de tres colores diferentes. Supongo que él también es un dragón.

Mi investigación sobre los colores de los dragones reveló más.

Por ejemplo, el dragón blanco, mi guardián, es muy

yang. El blanco es el más yang, tanto de los colores como de los dragones, el más audaz, el más poderoso, que representa la plenitud del desarrollo de sus capacidades. Después de la plenitud aparece la decadencia. Un dragón blanco y brillante representa la cima del yang, pero mi guardián, el pálido dragón blanquecino, es tan antiguo que su brillo se está desvaneciendo y está listo para el siguiente paso. La literatura explica que el principal trabajo del dragón blanco pálido es servir de Parca para los taoístas. Se dice que cuando el dragón blanco pálido viene a visitar a un practicante de la Vía significa que la persona morirá pronto, pero él vino a verme y no morí.

Imagina eso, tener a la Parca como tu guardián personal. ¿Por qué crees que tengo un guardián tan poderoso? El dragón blanco no me protege a mí, sino al camino espiritual de los dragones en la Tierra, que es la versión del Sr. Yueng del Tien Shan Chi Kung, y puesto que soy poseedor de esta cosa maravillosa, y se me ha concedido la carga de compartirla con los demás, necesito un poco de ayuda en el departamento de seguridad espiritual.

Para que te hagas una idea de cómo funciona esto de los guardianes: Nate y Chris son un par de chicos que vinieron aquí a practicar algo de chi kung. Nate había estado aquí antes trabajando como voluntario y le gustó tanto el chi kung que se lo contó a su amigo Chris. Chris empezó a practicar el chi kung que le enseñó Nate y se volvió bastante psíquico, empezó a ver y oír a los muertos, cosa que no le gustaba mucho. Los dos amigos bajaron juntos a visitar durante un tiempo y a practicar algo de chi kung y kung fu. Una noche, Chris se dio cuenta de que había un espíritu de pie detrás de mí. Voy a compartir lo que dijo con sus propias palabras:

"Una realización sorprendente se apoderó de mí, me di cuenta de que mi capacidad de mover objetos había disminuido aquí, pero otra forma de energía, o mejor dicho, de capacidad, empezó a hacer acto de presencia a la tercera noche. Estábamos terminando nuestra meditación de pie alrededor de las 9 de la noche y a punto de hacer nuestros 30 minutos sentados cuando vi que una sombra que no tenía origen empezó a tomar forma detrás de Steve. Sus características empezaron a enfocarse cada vez más y pude ver que era un hombre calvo con una túnica de monje con cuentas de oración en la mano que miraba a Steve con una expresión muy siniestra. Incluso interrumpí nuestra sesión de meditación para señalar el lugar en el que se encontraba la figura de la sombra, y me sentía completamente incrédulo de lo que estaba viendo. Una vez que me acerqué a él, desapareció y reapareció agazapado en la esquina trasera del Dojo. Cada vez que miraba al hombre los únicos pensamientos que me venían a la cabeza eran de rabia y un sentimiento hostil de querer hacer daño a Steve que provenía de esta presencia".

La idea de que algún espíritu hostil me estuviera haciendo algo o incluso estuviera en la habitación era molesta. Dirigí mi atención al dragón blanco, y en mi cabeza le dije: "Oye, ¿estás viendo esto? ¿No se supone que deberías estar haciendo algo al respecto?".

Más tarde, alguien con mucha experiencia en estas cosas me dijo que a veces algunos espíritus maliciosos se hacen pasar por monjes, y que dan cáncer a la gente. La noche siguiente el chico malo de la túnica de monje no estaba allí. Chris no vio al monje, pero sí vio al dragón blanco esa noche oscura con su niebla de estrellas brillantes. Dijo que parecía estar hecho de polvo de estrellas, y que llegó con un estruendo. El dragón le dijo: "Soy de estrellas, estoy con Steve". Y Chris me contó que había visto al dragón blanco, antes de que le dijera que lo había llamado.

Es como si el viejo y poderoso dragón blanco, habiendo alcanzado la plenitud de su crecimiento y poder, estuviera pasando a la siguiente etapa de su evolución. Mi guardián se está preparando para pasar al siguiente paso, y por eso trae consigo un nuevo dragoncito negro. El negro representa la novedad y la nada que precede al desarrollo de cualquier cosa. Hay una ley no escrita que dice que un maestro debe compartir sus conocimientos con al menos otra persona antes de morir, así que parece probable que ocurra lo mismo con los dragones en el reino de los espíritus. Por desgracia, en esta época moderna esa ley se incumple bastante. Espero que haya algún dragoncito por ahí que quiera aprender de mí el camino espiritual de los dragones antes de que yo estire la pata. Sin embargo, soñando, puedo ver cómo algún día puedo enseñar este sistema de cultivo a dragones reales. Me imagino que serían muy buenos estudiantes, y por buenos me refiero a que son dedicados y aprenden bien y rápido.

El color del dragón negro representa el yin, y yo ciertamente soy una persona yin. Investigué y me sorprendió descubrir que las características de los dragones negros asiáticos, tal y como aparecen en la literatura, coinciden muy bien con mi carácter. El dragón negro es el más yin de todos. El dragón negro es extremadamente dócil física, mental y emocionalmente. Evita las multitudes y la publicidad y prefiere permanecer en un segundo plano. Puede ser vago e indeciso, ya que considera que ninguna opción es mejor que alguna; o como dijo Lao Tzu en el Tao Te Ching: "El sabio no tiene mente propia, su mente es la mente de la gente". Así que la clave es el yin y la cesión, tiende a seguir lo que quieren los demás y no se preocupa mucho por sí mismo.

Se dice que los dragones son ingenuos a la manera de una persona con un corazón puro, y lo que más desean es la preservación de la naturaleza. Como puedes ver, la superpoblación humana está interfiriendo con lo que los dragones quieren, así que ya hay espacio para cierta animosidad entre humanos y dragones.

El dragón negro es el místico, el alquimista, el hechicero. Representan el vasto vacío que es la plenitud potencial no manifestada de todas y cada una de las habilidades, por lo que normalmente les va bien en cualquier empresa a la que se dediquen. La cara opuesta de esa moneda es que sienten que representan mucho talento desperdiciado. El dragón negro es conocido por su poder y su venganza, aunque para él la venganza no se parece tanto a la venganza como al castigo. Si alguien te hace mal, ¿debe ser castigado por ello? ¿Debes ser tú el castigador? Eres tú quien debe decidir la respuesta a estas preguntas.

En China se considera que los dragones tienen poderes potentes y auspiciosos, en particular el control del clima. en el reino de los espíritus, al menos algunos, si no todos los dragones, son inmortales humanos. En la cultura, se dice que las personas excelentes y destacadas son como los dragones. Estas personas, que se comparan con los dragones, si se dedican al camino correcto, pueden llegar a ser algún día inmortales y verdaderos dragones cuando se evaporen de su capullo humano. Se adentran en el reino de los espíritus, un lugar irreal para los inexpertos y real para los experimentados.

La razón por la que los dragones europeos han tenido tan mala reputación se debe a la actuación de la iglesia. La iglesia hizo todo lo posible para destruir la espiritualidad indígena de Europa cuando se apoderó de ella, e hizo un excelente trabajo. Dado que los dragones existen realmente en el reino de los espíritus, los chamanes europeos habrían sido conscientes de ellos y quizás habrían tenido algún trato con ellos. Se sabe que los dragones son guardianes, y a la iglesia no le servían los guardianes espirituales que no les gustaban. Los dragones son éticos y esencialmente amistosos si se les trata con amabilidad, pero si la gente es mala con ellos pueden ser malos de vuelta. Tal vez esto ayude a explicar esta vieja y anticuada visión teutónica de los dragones. Fue la oscuridad la que se inculcó a la gente durante la edad oscura, parece que había muchas cosas que se consideraban malas en aquella época, como los gatos, las mujeres, el paganismo, lo que sea; si no ponía más dinero en las arcas de la iglesia era un enemigo.

Hace poco vi un pasaje en la biblia sobre los dragones. Evidentemente los payasos hambrientos de poder y dinero que reescribieron la biblia para su propio beneficio añadieron un pasaje que dice que los dragones son Satanás. Bueno, puedo entender eso, los dragones deben haber sido los mayores enemigos de la iglesia oh-tan-mal para que sean etiquetados como el mayor enemigo de la iglesia. Para que te hagas una idea de cómo lo veo yo: ¿Cómo llamas al mayor enemigo de una de las entidades más malvadas de la Tierra? Este pasaje bíblico sobre los dragones explica por qué el psíquico que vio a mi guardián pensó que era Satanás; había sido bien adoctrinado en la churchianidad.

El Dragón Chino es también el poseedor de la Perla. Probablemente has visto pinturas chinas de dragones sosteniendo una perla. La perla es la Perla de la Inmortalidad, y los dragones son sus guardianes. Según los numerosos mitos e historias populares, se necesita un muchacho valiente y aventurero para ir a buscar a un dragón y quitarle la perla. Si es bueno de corazón y se hace amigo del dragón, éste le lleva a dar un fantástico paseo volando por el mundo. El vuelo con el dragón y la visita turística simbolizan la iniciación del alumno en la familia de los dragones y los poseedores de perlas.

Hay que tener en cuenta que estos dragones existen en el reino de los espíritus, por lo que comúnmente es más fácil para aquellos con vista psíquica verlos con los ojos cerrados que abiertos. No sé si un dragón puede manifestar un cuerpo físico. Algunos inmortales pueden encarnarse, pero no sé si los dragones pueden hacerlo. Supongo que si un dragón manifestara un cuerpo físico, probablemente adoptaría una forma humana similar a la que tenían cuando eran personas. Que una persona tenga el espíritu de un dragón animándola no es lo mismo.

Mientras fui alumno del Sr. Yueng tuve la suerte de ser autónomo y trabajar solo en casa. Esto no sólo encajaba bien con mi personalidad de ermitaño, sino que me daba mucho tiempo libre para practicar Chi Kung siempre que se me antojaba. Había pasado de fabricar estufas de leña a medida a fabricar únicamente puertas de chimenea a medida. Las puertas y el marco frontal conservaban todos los métodos de alta tecnología utilizados en las estufas de leña para tener una combustión limpia y sin humos, y una ventana que se auto-limpia del hollín con un lavado de aire. Me aseguré de que mis puertas fueran mejores en todos los sentidos que las de la competencia y, como resultado, tuve principalmente clientes acomodados que vivían en casas muy bonitas. Las puertas para chimeneas que fabricaba eran como joyas para su sala de estar, su sala de entretenimiento, por lo que la alta calidad y la resistencia eran muy importantes para ellos. Algunas de las puertas estaban incluso chapadas en oro de 24 quilates.

Cuando un cliente potencial me llamaba, iba a su casa para medir su chimenea y explicarles las diferentes formas en que se podía instalar una puerta de chimenea hermética y los diferentes estilos que había disponibles. Se lo expliqué todo para que conocieran a fondo la mecánica de la situación. Además, fui un vendedor muy discreto. Nunca presionaba para cerrar un trato... Esperaba a que los clientes me preguntaran. Les decía que se lo pensaran, porque había muchas opciones, y que me llamaran si querían una, y luego me iba. Lo agradecían porque les había dado tanto que pensar y elegir que necesitaban un poco de tiempo. A decir verdad, lo que me motivaba era el reto de diseñar y elaborar algo exquisito. No me importaba el dinero. Muchas de estas personas más acomodadas apreciaban mi actitud discreta. Invariablemente, me llamaban para medir su chimenea en detalle, discutir los detalles y las opciones, y pagar el depósito.

Creo que esta actitud mía, la de ir a por el arte y olvidarse del dinero, es un signo de maestría potencial, y sé que al Sr. Yueng le gustaba eso de mí. De hecho, me atrevería a decir que es el tipo de estudiante que la mayoría de los verdaderos maestros quieren.

Después de estar con el Sr. Yueng durante unos seis meses, recibí una llamada para un juego de puerta de chimenea de una profesora de yoga que daba clases en su sótano, donde enseñaba yoga. Cuando me enteré de que era profesora de yoga, empecé a explicarle un poco sobre el Chi Kung, ya que estaba muy emocionada por todo lo que estaba experimentando. Además, el Chi Kung es también un tipo de yoga. Empecé a hablarle de la energía y del Chi Kung, y ella dijo que le gustaría sentir algo de energía. En ese momento estábamos sentados con las piernas cruzadas en el suelo mirando fotos de puertas de chimeneas. Así que le pedí que abriera su mano con la palma hacia arriba, y yo puse mi mano abierta unos 30 centímetros por encima de la suya con la palma hacia abajo. Moví mi mano un poco para que ella pudiera sentir la energía. Ella se sorprendió y sintió curiosidad, y luego me preguntó si podía enseñarle. No tenía ninguna expectativa de enseñar a nadie en ese momento. Simplemente no se me había ocurrido. Así que a la semana siguiente, cuando fui a ver al Sr. Yueng, le hablé de ella, y el Sr. Yueng dijo algo completamente inesperado: "Dile que tengo una nueva nieta y que sea bienvenida a la familia". Ese fue un momento de asombro para mí. Hasta entonces no había pensado que fuera como una familia, pero me gustó, y mucho. Me dio un maravilloso sentido de pertenencia a algo, algo grande. Estar en una familia de Kung Fu también se toma en serio, ya que tus compañeros son tus hermanos y hermanas de Kung Fu, y el Sr. Yueng era mi padre de Kung Fu. Su maestro de Chi Kung era mi abuelo. También significaba que Bruce Lee era mi hermano de Kung Fu, pero sólo técnicamente, porque nunca lo conocí en persona.

Creo que tuvimos un total de tres clases en el sótano de esa casa, y había cuatro personas. Después de la tercera clase, la señora me llamó y me dijo que los demás habían perdido el interés, así que no había más clases. Más tarde descubrí que era una reacción típica a este tipo de ejercicio. En cualquier caso, esto me hizo iniciar el camino de la enseñanza. Puse un anuncio en las páginas amarillas e hice una página web. Había unas cuantas personas que venían, de una en una, y entonces yo programaba la hora de la clase para adaptarla a sus horarios.

Decidí instalarme en un local propio, con un escaparate en una arteria, más cerca de la civilización que mi casa en las afueras. Pensé que la zona de la Universidad sería perfecta. Encontré a una señora que acababa de comprar un edificio bastante grande de una sola planta en la zona de la Universidad, y lo había arreglado muy bien. Había una gran sala de yoga con paredes de cristal y una puerta de cristal que daba a un patio interior que había sido convertido en un jardín. También había un par de salas de masaje y unos bonitos baños. Empecé a dar clases allí justo cuando el local abrió sus puertas. Cuando me anuncié por primera vez, vinieron tres personas, pero rápidamente se redujo a dos.

El propietario organizó una gran jornada de puertas abiertas un fin de semana y toda la gente que enseñaba allí vino a mostrar sus cosas. Hubo té y golosinas, y acudió una gran multitud. Fui a una de las presentaciones y nos sentamos en el suelo mientras el tipo hablaba de sus novedades. Después hicimos un par de ejercicios sencillos de visualización. La verdad es que fue un poco patético. Cuando me tocó enseñar, hice lo de siempre, casi sin hablar y con mucho Chi Kung en movimiento. Hubo una gran participación... la sala estaba llena con casi treinta personas. Después del evento, la propietaria me dijo que había notado una gran diferencia con los visitantes después de mi clase. Cuando la gente salía de la sala después de las otras clases para tomar el té y los tentempiés, era su habitual y aburrida actitud, pero cuando salían después de mi clase estaban llenos de energía, con mucho más movimiento corporal, conversaciones y risas. Quizá ellos mismos no notaron la diferencia, pero el propietario sí. Me pareció estupendo, pero ninguno de ellos se apuntó a las clases. Irradio mucha energía cuando practico y enseño, y puede energizar a mucha gente en una sala bastante grande. En este caso fue como tirar mi energía por el retrete porque no se apuntó nadie. Más tarde descubrí que esta capacidad de irradiar mucha energía y energizar a mucha gente mientras se practica es algo peculiar de mi camino personal taoísta del mago. Muchos maestros de Chi Kung no adquieren tales habilidades. Pueden proyectar algo de energía de sus manos cuando quieren hacer alguna curación, pero no son como fuentes ininterrumpidas de energía curativa que se hace aún más fuerte cuando practican.

Un poco después, el tamaño de la "clase" en el lugar

de la tienda disminuyó a uno, y luego a veces a ninguno. Con una sola persona no generaba lo suficiente para pagar el alquiler, así que dejé de enseñar allí y empecé en mi garaje. Además, prepararse para dar clases, conducir durante veinte minutos hasta un lugar "extranjero", pagar el alquiler y estar de pie durante quince o veinte minutos sin que aparezca nadie se hace viejo rápidamente.

Acabé dando clases en casa, en el pequeño garaje que había detrás de la casa. Uno de los lados del garaje consistía en una pequeña habitación que mi mujer había arreglado muy bien con espejos en un lado, baldosas de insonorización en el techo y una alfombra en el suelo para poder hacer prácticas de danza del vientre con su grupo. Era una sala pequeña, y el edificio estaba un poco mal hecho, con el techo bajo bastante hundido hacia el centro. El techo era tan bajo que yo, que mido 1,80 metros, podía poner las palmas de las manos sobre él con los pies apoyados en el suelo y los codos un poco doblados. Era un poco bajo para hacer exactamente algunos de los movimientos de Chi Kung, pero me las arreglé. Lo importante era que me sentía mucho más cómodo enseñando en mi propia casa, y enseñar en tu garaje es una tradición consagrada en las artes ocultas; también es lo que hacía el señor Yueng.

La mayoría de la gente venía a clase durante un par de semanas, o un par de meses, y luego lo dejaba.

Poco a poco me di cuenta de que este sistema no era para la mayoría de la gente. Sin embargo, había un alumno que era muy entusiasta y, después de venir un tiempo, quería que empezáramos a practicar a las seis de la mañana. Eso era mucho antes de mi hora normal de levantarse, pero me puse a ello, y era una buena hora para practicar. En un momento dado, este chico me dijo que estaba sorprendido de que yo ofreciera este tipo de cosas al público, y más tarde se dio de baja. Su amigo me dijo después que le había dado miedo. Tanto él como su amigo eran profesores de la Universidad de Washington en Seattle y se conocían. El otro profesor de la universidad, que era jefe del departamento de literatura griega y latina antigua, fue mi alumno durante más de diez años, hasta que dejé el norte para ir al sur del ecuador. Empezó a tener más y más habilidades psíquicas a medida que avanzábamos.

Tuve un alumno que se metió en esto porque quería convertirse en sanador energético. Después de poco más de un año, abandonó y empezó a hacer curaciones energéticas. Era bastante bueno en ello, pero fue un error dejar su trabajo diario. Otra, que era mi alumna favorita y la más entusiasta, era ingeniera biomédica y líder de una banda de rock and roll. Me sentí peor al abandonarla cuando me mudé a Ecuador, que al dejar a mi propia hija.

Después de ser alumno del señor Yueng durante unos cuatro años, intenté enseñar chi kung en el centro deportivo de la Universidad de Washington durante unos tres trimestres. Durante el último trimestre le pedí al señor Yueng que viniera a visitar una de las clases, así que les recogí a él y a Angela en su casa y les llevé. El señor Yueng participó un poco, pero después, de vuelta a su casa me dijo, a través de Ángela, que aquellos no eran alumnos serios y se notaba que estaba cabreado porque me molestaba en enseñar a alumnos no serios.

Había un tipo, probablemente de unos treinta años, que trabajaba en Microsoft, que venía a algunas clases por las tardes. Era un pequeño desafío. Era el único en esa clase de la tarde, y era la tercera clase, creo, cuando empezó a suceder. Verás, era un poco gordito, y eso era cuando el sobrepeso no era la tendencia de moda que es ahora. No estaba mal, pero estaba cubierto de una buena cantidad de grasa. Durante esta tercera clase que tuve con él, la palabra "gordo" empezó a aparecer en mi cabeza, regularmente. Era molesto, y cuanto más pasaba, más molesto se volvía. A veces la palabra aparecía en mi cabeza en grande y en negrita, como ¡GORDO! A veces se colaba silenciosamente en los bordes de mi conciencia mientras temía la siguiente, como f a t.

Sin embargo, no se me escapó ninguna palabra en este sentido, puedes estar seguro de ello. Aparte de eso, la clase fue normal. Al final de la clase, cuando salía por la puerta, se acercó a mí y me dijo: "¡No estoy gordo!"

Me sorprendió tanto que me hubiera escuchado, y me quedé tan avergonzada que me quedé sin palabras... ¡salió por la puerta y no se le volvió a ver!

Me llamó a la semana siguiente para decirme que dejaba de venir a clase porque estaba demasiado ocupado en el trabajo, y eso era creíble, porque Microsoft era conocido por tener a sus empleados trabajando muchas horas.

Unos cuatro meses después me llamó de nuevo y me dijo que había estado tomando unas clases de Chi Kung con un "maestro" chino, y que sentía mucha más energía cuando hacía Chi Kung conmigo que con ese otro tipo. En resumen, quería volver como alumno. Le dije que no a su petición. La razón fue que temía que los insultos psíquicos volvieran a aparecer y no quería lidiar con ellos. En retrospectiva me doy cuenta de que fue una pena que me acobardara, porque probablemente habría sido un buen estudiante. Ser psíquico y sensible a la energía ya es un buen comienzo, y él era uno de los tipos exitosos que típicamente harían bien en el camino espiritual del guerrero. Otra cosa importante es que estaba dispuesto a volver a pesar de tener que enfrentarse a más insultos psíquicos, lo que muestra una determinación bastante fuerte para seguir una práctica efectiva. Si hubiera permitido su regreso, también podría haber obtenido algo de práctica para mantener mi boca psíquica cerrada. He observado con frecuencia que las personas que son psíquicas o muy sensibles a la energía, tienen sobrepeso. Especulé que esto podría ser porque como tienen más células en sus cuerpos. También tienen una red nerviosa más grande y la red nerviosa sirve como antena de detección, recepción y envío de energía de varias maneras, incluyendo la manera psíquica.

Resulta que, en realidad, me vino muy bien haber empezado a enseñar tan pronto, porque aprendía nuevos métodos y variaciones del señor Yueng y luego los practicaba con los alumnos la misma semana. De este modo, tenía todo el sistema profundamente grabado en mi mente, mientras que los otros chicos, que no lo enseñaban, recuerdan sobre todo el material posterior, mientras que olvidan gran parte de los detalles y técnicas anteriores.

9 - LA CORDILLERA DE LOS ANDES

Cuando la civilización comenzó en China hace unos cuatro mil años, los antiguos sabios se trasladaron a las montañas para, como decían, "estar muy por encima del polvo de la civilización", y sus prácticas llegaron a conocerse como chi kung.

Me siento muy afortunado de haberme mudado aquí, a esta montaña salvaje. Las estrellas son brillantes esta noche. A esta altitud, tan alejada de los centros de población y sin contaminación lumínica, es tan oscura cuando no hay luna, que las estrellas brillan de una manera que nunca se verá en las zonas bajas o civilizadas del mundo. La Vía Láctea se extiende por el cielo como una banda brillante de niebla, y Marte acaba de salir por la cresta de la cordillera de los Andes, la divisoria continental, a la que se puede llegar en coche desde aquí en aproximadamente una hora. Incluso en las noches más negras y despejadas se puede ver que las montañas son realmente negras mientras que el cielo es considerablemente más brillante. Eso es porque el cielo brilla. De dos maneras. En una noche despejada, el brillo proviene de los miles de millones de estrellas y galaxias que llenan todo el cielo y que, sin embargo, están tan distantes que se funden en una tenue niebla de luz. Una luz que es lo suficientemente brillante como para mostrarte el camino incluso en una noche sin luna. Durante el día, el cielo brilla como una suave luz azul de neón porque el aire de la atmósfera dispersa la luz de ese color de nuestro sol.

A veces, por la noche, durante la temporada de lluvias, el cielo del este brilla con constantes destellos de luz. Eso se debe a las frecuentes tormentas eléctricas en el cercano Amazonas, y la razón por la que no hay sonido de truenos es porque la cadena montañosa lo bloquea. Truenos silenciosos. Durante esas tormentas puede estar seco aquí, a pesar de que esas tormentas están a sólo unos kilómetros al este. Cuando llueve muy fuerte aquí, el sonido es tan fuerte en los tejados de metal que tienes que gritar al oído de una persona para poder hablar, y yo tengo que llevar tapones para que no me duelan los oídos. Suele llover fuerte así sólo durante diez o quince minutos; si se prolonga durante media hora o más, da un poco de miedo, y empezamos a preguntarnos qué parte de la carretera o de la montaña puede haber desaparecido a la mañana siguiente.

El lugar en el que me encuentro, en el sur de Ecuador, es un punto bajo de la cadena montañosa de los Andes, porque el río Amazonas solía correr hacia el Pacífico a través de esta zona, y se abrió paso a través de las montañas durante millones de años hasta que las nuevas montañas empezaron a subir demasiado rápido, bloqueando finalmente su camino y obligando al Amazonas a correr hacia el Atlántico. Los lugareños dicen "donde los Andes se agachan". Por eso podemos ver la cercana divisoria continental, que está a unos 3.000 metros de altitud, desde nuestra ubicación de 2.000 metros de altitud. El pico más alto de la zona, el Cerro Toledo, que se puede ver desde aquí y también conducir hasta la cima, está a 12.000 pies de altitud. Es una de las únicas carreteras de Sudamérica que no va a ninguna parte, a ningún núcleo de población. La razón por la que se construyó fue para poner una instalación de radar en la cima de la montaña, por la disputa territorial más larga, que terminó en invasión armada, en el hemisferio occidental. Ecuador y Perú lucharon durante décadas por una gran parte del Amazonas, que está a un tiro de piedra del lado este de la cordillera continental.

Esta zona se conoce como bosque nublado. También estamos al lado del Parque Nacional de Podocarpus que recorre la cima de los Andes en esta zona. El Podocarpo tiene más biodiversidad que cualquier otro lugar de la Tierra. Cuando descubrí que esta tierra tiene nubes de niebla matutinas que se deslizan por los picos y valles, que recuerdan a las antiguas pinturas paisajísticas chinas, me encantó aún más. A veces, esas antiguas pinturas taoístas de montañas nubladas mostraban un dragón o dos asomando entre la niebla.

Aquí no hace demasiado frío. Los lugareños la llaman la tierra de la eterna primavera y la temperatura oscila casi siempre entre los 60 y los 80 grados F (16 a 27 grados C). La popular y cercana ciudad turística de Vilcabamba se encuentra en lo que se llama el Valle Sagrado, porque el emperador inca solía ir allí de vacaciones, y debido a la longevidad de los lugareños es también uno de los cinco "Shangri Las" oficiales del mundo. Afortunadamente, aquí, en la Tierra de la Eterna Primavera, a nuestra altitud, hay pocos bichos y mosquitos, por lo que no se necesitan mosquiteras en puertas y ventanas.

Nuestra agua sale de manantiales en la cima de la montaña y es tan pura que es casi como agua destilada. Nuestro aire llega después de haber sido purificado y energizado al pasar por encima de los miles de millones de árboles y a través de las innumerables tormentas eléctricas de la alta Amazonía. El aire tiene una chispa y una energía tan raras. El cielo es tan azul, un azul tan profundo y fuerte que hace que te guste mirar al cielo. Puedes notar, si miras directamente al cielo súper azul, que hay un área más oscura en el centro y el cielo es más brillante alrededor del horizonte. Esto se debe a que, debido a la altitud y al aire limpio, podemos ver un poco de espacio profundo.

Y están los dragones. Resulta que hay dragones en estas montañas, varios visitantes han comentado que son capaces de sentirlos, y un canalizador que me visitó dijo que los dragones están contentos de que yo esté aquí, y nos protegen a nosotros y al pequeño valle y sus crestas circundantes que compré con los ahorros de mi vida en los Estados Unidos. No sé si los dragones ya estaban aquí y me llamaron o si se congregaron después de mi llegada. Sé de una señora que vio y escuchó a un dragón en un valle cercano.

Esta tierra de dragones, que acaba de recibir el nombre de Tien Shan por la gran cadena montañosa de Asia de la que procede mi Chi Kung, nos ofrece amplias vistas de interminables cadenas montañosas desde nuestra pequeña cima.

He aquí un pequeño ejemplo de cómo es la vida en la granja aquí. Acabo de entrar en la casa y Spirit estaba de pie en medio de la cocina. Spirit es nuestro pequeño caballo negro, tiene una nariz corta que lo hace parecer un potro, así que es tan lindo como un botón. Dejé la puerta de la cocina al porche abierta, como hacemos a menudo. Spirit había entrado y se había servido de la mayoría de las frutas y verduras, había tirado las cosas de la encimera y había ensuciado todo el suelo, haciendo un gran lío. Parece que el lugareño que me dijo que los caballos no caminan por las baldosas porque se resbalan y se caen tenía conocimientos incompletos. Tal vez un caballo grande resbalaría y se caería, pero como Spirit es pequeño y ligero, pudo arreglárselas para escapar. Sus pies resbalaban un poco, pero no se cayó.

Cuando Spirit llevaba sólo uno o dos días aquí, bajé a dar a los caballos algunos plátanos. Le di un plátano a Spirit y luego me di la vuelta para darle uno a otro caballo. Cuando le di la espalda me mordió el trasero, así que me volví y le di una bofetada.

Dejamos que un par de caballos vaguen libremente por la zona de la casa, dentro de la valla principal. Ayudan a mantener la hierba recortada y nos dejan un montón de abono de primera calidad a tiro de piedra de la puerta principal.

Cuando se estrenó la película de La Guerra de las Galaxias, fue una sensación. Por aquel entonces yo era miembro del antiguo tablón de mensajes de taoísmo de AOL. Se diferenciaba de los demás porque era un tablón de mensajes secreto. Los programadores de AOL se habían olvidado de incluirlo en la lista, o de poner un enlace a él. Sólo podían participar aquellos a los que se invitaba y se les daba el enlace.

Uno de los miembros mencionó que veía similitudes entre los Jedi, la Fuerza y el Taoísmo. Al principio no lo vi, y pensé que no, pero entonces el miembro más veterano de nuestro pequeño foro (y mentor mío), discrepó. Este tipo era un taoísta muy antiguo al que le gustaba escribir sobre las maravillosas visitas que tenía con sus bisabuelos en los Estados Unidos, y de ir a hacer motonieve en Vermont en los bosques en invierno. Creo que era un inmortal taoísta. Su nombre de pantalla era Liu I Ming y era tan viejo y tan sabio que pensé que tal vez podría ser la misma persona. Este viejo taoísta, sea quien sea, era amigo del difunto Joseph Campbell, que era asesor de George Lucas. Liu I Ming y Campbell discutieron juntos muchos de los puntos de las películas, así que él tenía mucha información privilegiada. El Sr. Ming dijo que antes de las tres últimas películas y de que se estrenaran las versiones rehechas de las tres primeras, algunos taoístas se reunieron con Lucas y consiguieron que se desintoxicara de algunas de las ideas fantasiosas que había recibido de Campbell. En consecuencia, estas últimas películas muestran una versión más precisa de los maestros taoístas representados por los Jedi. Ofrecen una interpretación más precisa de algunos de sus métodos de entrenamiento de Chi Kung y de su forma de vida. Por lo tanto, La Guerra de las Galaxias no es sólo una historia de guerreros de primera clase, sino que utiliza a los maestros de Chi Kung como modelos para sus héroes... y villanos.

Las habilidades extremas que se muestran en las películas son un poco exageradas en algunas partes, pero son una representación bastante exacta de las habilidades que han sido cultivadas por sólo unos pocos de los maestros más avanzados. Sin embargo, no es tan difícil para la mayoría de nosotros cultivar algunas de esas habilidades en menor medida si hacemos los ejercicios adecuados. En concreto, los Jedi representan a los maestros de Nei Kung, y la Fuerza representa el chi.

A continuación se explican algunas partes de la película que son representativas de algunas habilidades derivadas del entrenamiento en el camino espiritual taoísta del guerrero.

En la primera película, Obe Wan Kenobi encuentra a Luke Skywalker tendido en el suelo después de haber sido golpeado en la cabeza con un palo. Pone su mano en la frente de Luke y luego le dice a R2D2 que Luke está bien. Está haciendo un trabajo de energía curativa con Luke. Los maestros de Chi Kung pueden ser muy eficaces a la hora de realizar trabajos de curación energética sobre otros.

En la escena de la pelea en el bar de la primera película se muestra a Obe Wan lidiando con dos atacantes. Al segundo le corta el brazo, pero el primero es empujado casualmente, sale volando hacia un lado a gran velocidad y se estrella contra un objeto inamovible con un fuerte golpe. Este tipo de empuje está sacado del Tai Chi, el arte marcial taoísta que también es un tipo de Chi Kung. El atacante que fue empujado habría resultado más herido que el que se cortó el brazo. Este tipo de empuje también proviene de la capacidad de empujar a otros con energía, sin tocarlos, que a menudo se retrata en las películas de Star Wars. En realidad, funciona mejor a corta distancia.

La forma casual e informal en que se visten y actúan entre ellos y con los extraños es típica de los taoístas. Maestros y alumnos aprenden juntos, también aprenden unos de otros, y no hay actos rituales de formalidad, como las reverencias. En el Chi Kung taoísta no hay rangos ni cinturones ni graduaciones (excluye el taoísmo religioso). Todos son estudiantes. Lo único que importa, y la única forma de determinar el rango, es por quién tiene más poder chi (tiene más Fuerza en ellos), porque el poder chi es la meta, la zanahoria dorada que buscamos. Esto fue representado por la forma en que Obe Wan y Darth Vader hablaron entre sí sobre quién era el más poderoso justo antes de su último duelo.

Los maestros taoístas solían ser ermitaños, que vagaban por el desierto, como Obe Wan y Yoda. Pero a veces eran consejeros de emperadores, como Lao Tzu y Darth Vader. Posiblemente hubo un maestro de Chi Kung que también fue emperador. Este sería el legendario Emperador Amarillo de China.

El antiguo Emperador Amarillo chino era un tipo de maestro benévolo, pero el Emperador de la Guerra de las Galaxias era un Sith, un maestro que había sido reclutado por el lado oscuro.

Cuando Obe Wan, y más tarde Yoda, están entrenando a Luke Skywalker, le dicen varias veces que sienta la Fuerza, que escuche la Fuerza. Esto ilustra el principio fundamental para aprender a trabajar con la energía, que es aprender a sentirla. Aprendes a sentirla en ti mismo, en tu entorno y en los demás. Este tipo de cosas se demostró cuando se muestra a Luke practicando la lucha con espada mientras tiene los ojos vendados, y cuando

Obe Wan y Darth Vader sabían quiénes eran y dónde estaban, cuando sus diferentes naves espaciales se acercaban la una a la otra. También se demostró que eran conscientes de la ubicación del otro antes de verse, justo antes de su último duelo. Darth incluso menciona esto, que podía sentirlo. Con esto se refiere a sentir la energía, como en una sensación táctil, no como en una sensación psíquica. Como se mencionó anteriormente, esta misma habilidad fue demostrada en la vida real por la forma en que Andy podía sentir al Sr. Yueng cuando el Sr. Yueng estaba dentro de un gran edificio, y Andy estaba caminando por fuera.

Escuchar la energía es el primero de los tres pasos en el cultivo de la energía que una persona atraviesa a medida que progresa lentamente a lo largo del camino taoísta del Nei Kung, y se habla de ellos en los Clásicos del Tai Chi. Los tres pasos son: 1 - Escuchar la energía, 2 - controlar la energía, y 3 - conocer la energía.

Otra forma en que las películas retratan las prácticas de Chi Kung es la forma en que Darth Vader respira. Sin todo el ruido, por supuesto, pero las respiraciones largas, lentas, completas y deliberadas, sin pausas (excepto para hablar), son la forma en que la gente debería respirar siempre, y esto se enseña en algunos sistemas de Chi Kung. La respiración ruidosa se debía a la máscara y a la maquinaria, pero es la única manera de demostrarlo. Todos los Jedi respiran con respiraciones largas y lentas, todo el tiempo.

Obe-Wan Kenobi, Darth Vader, Yoda y el Emperador son todos muy viejos, pero siguen siendo fuertes, sanos, con una vitalidad juvenil y llenos de energía. Estos son exactamente los mismos objetivos del Chi Kung.

Un practicante avanzado puede hacer que otras personas se muevan físicamente en contra de su voluntad. Esto se hace sin tocar, sólo con el uso de la energía, y es un objetivo común con ciertos tipos de Chi Kung. Es mucho más raro encontrar a una persona que pueda hacer que un objeto inanimado se mueva sin tocarlo. Un maestro avanzado puede emitir una repentina ráfaga explosiva de energía que puede herir o posiblemente matar a otra persona. Esto fue demostrado en las películas muchas veces por Darth Vader. Este estallido explosivo de energía puede transmitirse por el aire sin tocarlo, pero suele acompañar a un golpe físico. Alguien que no es sensible a la energía puede no sentir el choque de energía pero aún así será herido. Alguien que está avanzado en el Chi Kung puede experimentar dolor pero no lesión, esto fue demostrado cuando el Emperador estaba atacando a Luke Skywalker en la nave espacial del Emperador en una de las últimas películas. Un verdadero maestro, alguien que puede manejar la energía extra debido a su práctica de manejo de grandes cantidades de energía no se lesionará, sólo lo hará más fuerte. Por eso los maestros avanzados no utilizan estas técnicas de energía entre ellos, lo que también se demuestra en la película.

Si la capacidad de empujar a la gente con energía existe es un tema candente y controvertido en los foros de Internet. Con muchos a favor y muchos en contra. El hecho es que es posible empujar a la gente con energía. Yo lo he hecho a otros y me lo han hecho a mí. El punto clave es que depende de muchos detalles, y entraré más en esos detalles más adelante en este libro.

Ten en cuenta que La Guerra de las Galaxias es una película de aventuras y que la energía se utiliza normalmente para sentirse bien y rara vez se utiliza para luchar en la vida real. Los objetivos principales de dominar la energía son la salud, la longevidad y el crecimiento espiritual, aunque definitivamente fue practicado por los guerreros para cultivar habilidades especiales. La mayoría de los practicantes de Nei Kung prefieren llevar vidas tranquilas y pacíficas porque es una práctica espiritual eficaz. Porque a medida que una persona avanza espiritualmente experimenta una creciente sincronicidad. Parece que la sincronicidad hace que, si hay una pelea, "no estés ahí". Sin embargo, si alguna vez les entra el gusanillo y se motivan por algo, pueden pasar de descansar somnolientos en un sillón reclinable a convertirse en un infierno sobre ruedas en medio segundo. Como dice el refrán: "Es mejor ser un guerrero en un jardín... que ser un jardinero en una guerra".

Otro punto en el que las películas de La Guerra de las Galaxias se mezclan con el Chi Kung es cómo muchos de los maestros muy avanzados tradicionalmente tenían muy pocos alumnos, a menudo sólo uno, y si había más de uno, lo más frecuente era uno a la vez. Además, los que llegan a ser muy avanzados suelen empezar su entrenamiento a una edad temprana. Por ejemplo, cuando Yoda empezó a entrenar a Luke, se lamentó de que éste fuera demasiado viejo.

El punto en el que George Lucas estaba en desacuerdo con la filosofía taoísta, como se mencionó anteriormente, es que la gente del lado oscuro no tiene la capacidad de cultivar niveles muy altos de poder chi,. La gente malvada puede ser capaz de cultivar algún tipo de poder espiritual, pero el alto poder chi sólo puede ser alcanzado por personas de la más alta ética debido a toda la meditación requerida. En la mayoría de los casos, la meditación, al menos a largo plazo, "curará" el mal, o el mal simplemente hará que la persona deje de meditar. Una excelente característica de autocontrol del camino espiritual, en mi opinión.

Hay muchas escuelas y sectas dentro de la tradición taoísta. Los tipos de escuelas que estamos tratando aquí son algunas de las escuelas más esotéricas de Chi Kung, o alquimia interna, que caen bajo el amplio paraguas del verdadero Nei Kung. Son los sistemas de autosuperación espirituales y poderosos, comúnmente llamados de cultivo, en la rama del taoísmo a veces llamada taoísmo higiénico. La mayoría de la gente en la antigua China estudiaba artes marciales, principalmente porque era una cuestión de supervivencia. La mayoría de las personas que practican estas prácticas energéticas esotéricas son también artistas marciales avanzados. Los artistas marciales adquieren estas habilidades psíquicas y energéticas especiales porque les da una ventaja "injusta" cuando se trata de autodefensa. Así que era común que las personas que eran los investigadores y practicantes más serios y dedicados de las artes marciales internas taoístas también cultivaran habilidades especiales. Los ninjas son un buen ejemplo, porque los ninjas descienden de maestros de Chi Kung que emigraron a Japón hace mucho tiempo. Libraron una guerra con los samuráis y perdieron, pero en lugar de suicidarse, como era la costumbre japonesa, se escondieron.

Hoy en día no me gusta utilizar tanto el término artistas marciales porque tiene más bien la connotación de ser alguien como un deportista profesional. Los verdaderos métodos del guerrero mortal rompen todas las reglas deportivas que los luchadores de competición entrenan para obedecer. Están diseñados para terminar un conflicto en un segundo, por lo que un enfrentamiento nunca se convierte realmente en una "pelea".

La mayoría de las sectas que enseñan estas habilidades son secretas. Son difíciles de encontrar, y más difíciles de entrar, y una vez que una persona entra, no sale. Una de las sectas más conocidas que es realmente una escuela abierta, es la Secta de la Puerta del Dragón. El maestro de la Puerta del Dragón imparte seminarios por todo el mundo. Se ha vendido, y no esperes convertirte en uno de sus estudiantes de la puerta interior en un futuro próximo. Este es el problema con la popularidad, miles de personas quieren entrar, pero menos de un puñado pueden convertirse en lo que se llama estudiantes de la puerta interior. A veces se dice que las personas que siguen este camino espiritual están en el camino del hechicero. Hay un buen libro sobre este tema: "Opening the Dragon Gate - The Making of a Modern Taoist Wizard".

Un mago es básicamente una forma avanzada de guerrero. ¿Pero qué es un guerrero?

Un guerrero es una persona que está dispuesta a luchar por lo que cree que es correcto, no necesariamente luchando físicamente, sino más bien luchando por principios e ideales. Están dispuestos a afrontar el riesgo físico y el miedo que conllevan los enfrentamientos. Creen que sus principios justifican el riesgo, así que siguen adelante con la batalla, con pleno conocimiento de la posible derrota. Todo esto es obvio, por supuesto. Así que un guerrero es, sobre todo, alguien que está dispuesto a enfrentarse a sus miedos en lugar de huir. Ese es un requisito importantísimo en el camino espiritual, porque en él acabarás entrando en una oscura cueva de miedo y entrando en la mayor batalla de tu vida. Otra forma de decir que te encontrarás con tu peor enemigo.

En realidad es bastante sencillo. Los guerreros son los que tienen la suficiente fortaleza interna para seguir un crecimiento espiritual rápido. Personas que pueden aguantar las partes malas sin rendirse. Personas que disfrutan del desafío porque les da otra batalla, que siempre es otra oportunidad para progresar más.

La mayoría de los guerreros de hoy en día son del tipo verbal, lo cual está bien, pero en la antigua China era diferente. Era una tierra sin ley, con muchos bandidos y facciones políticas enfrentadas. Eran tiempos peligrosos, así que la mayoría de la gente practicaba las artes marciales como si su vida dependiera de ello, porque a menudo así era. Lo mismo ocurre con la gente que aprende defensa personal hoy en día. El guerrero debe actuar como juez, jurado y verdugo, todo en uno. Pueden tener que matar, y saben igualmente, que podrían ser asesinados. Esto les hace ser muy conscientes de su propia muerte y del valor de su vida para ellos. Saben que algún día morirán y saben que ese día podría ser en cualquier momento. Esta conciencia de la muerte tiñe toda su actitud hacia la vida, y no la rehúyen. Se toman la vida en serio, la aman y quieren seguir vivos. Al mismo tiempo, no se toman todo lo demás tan en serio. Una actitud similar se despertó en mí cuando asistí al seminario de Alexander Everett y él explicó que estar muerto era una especie de fracaso en lo que respecta a disfrutar de tus años dorados. En aquel entonces, entendí la parte de seguir vivo, pero me costó mucho más entender la parte de no tomarse todo tan en serio.

Los guerreros quieren naturalmente ser poderosos, ¡y resulta que los taoístas están de suerte! Mientras que la mayoría de los guerreros sólo pueden centrarse en hacerse poderosos desarrollando la fuerza física y aprendiendo el combate, el afortunado guerrero taoísta consigue aprender métodos bien probados para aumentar sus poderes psíquicos, además de desarrollar la fuerza física y aprender el combate.

Hay tres aspectos del cultivo taoísta que son bastante conocidos. Se llaman Jing, Chi y Shen... que se traducen como vitalidad, energía y espíritu.
Los tres se cultivan en el Nei Kung, y todos trabajan juntos. Una persona necesita una buena vitalidad para poder cultivar una energía fuerte, y toda la energía extra se utiliza para añadir un progreso mucho más rápido al crecimiento espiritual. La vitalidad viene de una buena fuerza, flexibilidad y tono muscular, y sólo hay una manera de conseguir esas cosas. El ejercicio físico. Descubrirás que practicar una forma de Nei Kung puede ser un verdadero entrenamiento. Los ejercicios son variables en términos de cuán extenuantes quieres hacerlos. Al principio son más extenuantes, para cultivar más fuerza física; más tarde, después de fortalecerse, ya no se sienten extenuantes.

Los antiguos sabios de China deseaban una vitalidad juvenil, incluso hasta su avanzada edad. Por un lado, la vitalidad y la movilidad juveniles dan al guerrero una ventaja adicional en la batalla, pero sobre todo ayudan a un anciano a moverse con alegría y sin dolor o discapacidades relacionadas con la edad. La vitalidad alimenta el motor energético, que a su vez alimenta el motor espiritual, por lo que el verdadero Nei Kung es mucho ejercicio... seguido de meditación sentada... que también es agotadora.

La buena noticia es que la mayoría de los ejercicios que son tan eficaces para aumentar los poderes psíquicos también son eficaces para aumentar la longevidad a través de la vitalidad. Leer ... un aura más grande.

A medida que te vuelves más psíquico, empiezas a tener contacto con el mundo espiritual. Ser más psíquico es un tipo de poder en sí mismo, pero lo importante es que te hace consciente de que hay más, mucho más en la vida. Sencillamente, convierte tu mundo en un lugar más grande. Tomar conciencia de que realmente existe un reino espiritual y de que estás conectado con él hace que tu universo sea un lugar más grande una vez más. Las posibilidades son tentadoras, los peligros son reales, así que es mejor mantener un perfil bajo y meditar, ser bueno y no meterse con nadie en el reino espiritual. ¡Hay muchos embaucadores! Como ocurre con otros dones de esta naturaleza, ser psíquico no es ni bueno ni malo, es ambas cosas. Every benefit comes with its burden attached, this is inescapable. Hence the expression: "arma de doble filo".

Como el guerrero es consciente de su muerte y tiene esta especie de lujuria desapegada por la vida, calcula bien su vida y la lleva de forma muy deliberada. Los guerreros saben instintivamente lo que es importante para ellos. La conciencia de la muerte da a la persona una claridad que le permite tomar decisiones sin lamentarse. Además, sus decisiones suelen ser estratégicamente correctas, por lo que disfruta de los retos de la vida. Comprende plenamente que todas sus decisiones son su responsabilidad y que una vez que las toma no hay tiempo para recriminaciones o arrepentimientos. El conocimiento de su muerte le hace saber que tales sentimientos no tienen ninguna utilidad práctica. Su muerte le aconseja cómo elegir estratégicamente, y cómo vivir con la virtud por sí misma. El guerrero tiene una enorme paciencia, espera... no hay prisa porque sabe que sólo espera su determinación y su fuerza de voluntad.

Una vez que el guerrero madura lo suficiente como para establecer una voluntad fuerte, y esta voluntad se basa en la claridad posterior a la iluminación, llega a un punto en el que empiezan a suceder cosas inesperadas en su vida. Empiezan a suceder cosas sorprendentes. Al principio pueden pasar desapercibidas, pero al cabo de un tiempo el adepto se da cuenta de que está ocurriendo demasiada sincronización como para considerarla pura casualidad. Algo grande está sucediendo, y nota que su voluntad y a veces sus deseos comienzan a manifestarse más a menudo. Esto habla de una pieza mucho más grande del misterio. ¿Cómo es posible la sincronización? ¡Es algo verdaderamente sorprendente!

Este es otro lugar en el que el adepto al Nei Kung taoísta recibe un gran beneficio del trabajo energético que aprende y que tanto falta en otros sistemas, porque parece que cuanto más grande es tu aura, más habilidades especiales adquieres. En el taoísmo se denominan habilidades especiales, y se puede pensar que se trata de simple magia. Sin embargo, gran parte de ellas se pueden atribuir más o menos científicamente a tener un poder chi significativo, y a ser capaz de trabajar con la energía. Por ejemplo, si tienes poder chi en las manos, éstas son más eficaces para curar. Si tienes chi en el vientre, te da buena salud, física y emocional. También te ayuda a mantenerte centrado, con los pies en la tierra y caliente. Tener más chi en el corazón te hará más emocional tanto en lo positivo como en lo negativo.

Si una persona tiene mucho chi en la cabeza, eso la hará más psíquica. Tener demasiada energía en la cabeza también puede hacerte un poco loco y demasiado emocional. Ahora, para un ermitaño que vive solo en la cima de una montaña, en algún lugar de la naturaleza, ser altamente emocional es una cosa... pero para un estresado, envenenado, citadino ser altamente emocional y un poco loco puede hacer la vida difícil, por decir lo menos. Por alguna razón, siempre me incliné por trabajar con más energía en mi cabeza. Después de mis manos fue mi cabeza la que se volvió sensible a la energía. Esperaba que ser más sabio me ayudara a guiarme en mi propio camino del Tien Shan Chi Kung, porque cuando hay miles de técnicas una persona tiende naturalmente a practicar unas sobre otras y pensé que la sabiduría y la perspicacia adicionales me ayudarían a aconsejarme en qué técnicas sería mejor que me centrara, para hacer el mejor progreso.

Hay otra gran sabiduría en el Chi Kung de Tien Shan que no he visto en ningún otro sistema de Chi Kung y es la forma en que se centra en el rápido desarrollo espiritual, centrándose primero en más ejercicios que hacen que las manos sean poderosas con el chi. Una vez que las manos son poderosas con el chi se convierten en herramientas mucho más efectivas para aumentar el poder del chi en tu cuerpo, primero en el vientre y luego en todo el cuerpo. El Sr. Yueng nos hizo concentrarnos en esta etapa de aumentar el chi en nuestros cuerpos y hacer nuestras auras cada vez más grandes durante unos cuatro años o más. Con todos nuestros métodos de alta potencia, más la gran inyección de energía semanal y la limpieza del maestro, nuestros cuerpos y manos estaban brillantes de chi. Todo nuestro cuerpo zumbaba con la deliciosa energía de la vida. Fue entonces cuando empezamos a concentrarnos más en la cabeza y a utilizar nuestras poderosas manos para dirigir la energía de nuestros cuerpos hacia la cabeza. Así que, como ves, este es un método muy rápido y efectivo. El camino espiritual del mago tiene que ser un camino rápido porque hay mucho que recorrer.

Eso es lo bueno del verdadero Nei Kung... puede llevarte hasta la cima de la montaña. Hay un dicho: "Algunos caminos serpentean alrededor de la base de la montaña y te dejan en algún otro camino. Algunos caminos suben a las estribaciones, donde hay mejores vistas de la cima de la montaña, y dan vueltas por allí antes de dejarte caer por algún acantilado o por otro camino. También hay algunos senderos que te llevan directamente desde el pie de la montaña hasta la cima". ¿Cuál quieres? Algunos no están preparados para un camino rápido, porque el camino rápido es el más desafiante, Tendrás que enfrentarte a tu peor enemigo antes de lo que muchos están preparados para hacer. Lo rápido es eficiente, y lo rápido y eficiente es otra forma de poder del propio sistema, además del poder con el que impregna al practicante.

Creo que ahora es un buen momento para señalar que toda esta energía de la que hablo generalmente no se utiliza. Nuestro objetivo no es utilizar esta energía, sino retenerla en nuestro cuerpo para construirla a niveles cada vez más altos. Un practicante no va por ahí potenciando a otras personas con su energía. El camino no está pensado para aquellos que quieren tener poder sobre los demás, por lo que aquellos que se dejan seducir por algunas escasas habilidades se desvían hacia un desvío y básicamente dejan de evolucionar de forma holística. Puede que sigan evolucionando un poco por el camino que han elegido, pero sigue siendo un desvío. Hay muchos desvíos. Cada habilidad especial que una persona adquiere se convierte en un desvío potencial. La razón por la que no queremos regalar energía cuando estamos en las primeras etapas es simplemente porque nos permite crecer más fuerte y evolucionar más, más rápidamente. Una vez que una persona ha madurado emocionalmente con su habilidad, puede elegir cómo utilizarla de una manera más ética. Cuanto más tiempo espere un practicante antes de entregarla, determina hasta dónde puede llegar con el cultivo del chi. Depende de cada persona. Algunos empiezan a darlo de inmediato, como mi estudiante que se convirtió en sanador energético. Otras personas que cultivan el poder del chi esperan cuarenta años antes de hacer curaciones, mucho después de tener su experiencia de iluminación. En ese momento pueden haber adquirido habilidades curativas que rozan lo milagroso. Así que depende del practicante. Pueden dejar de avanzar y empezar a darlo cuando quieran, es totalmente su elección.

Uno de los principales beneficios de un camino rápido como el Nei Kung real es que te lleva a la iluminación muy rápido en comparación con la mayoría de las otras prácticas. Después de la experiencia de la iluminación es cuando las cosas realmente comienzan a suceder. La experiencia de la iluminación en sí misma está estrechamente vinculada a los métodos de cultivo de la energía.

Por ejemplo, en el yoga hindú se llama experiencia kundalini, que es cuando la energía sube por la columna vertebral de una persona hasta su cabeza.

Hay una diferencia fundamental entre la experiencia de la iluminación en el hinduismo y el taoísmo. En el hinduismo, en general, por supuesto, se trabaja en la amplificación de la energía en la base de la columna vertebral a un nivel tan alto que se dispara hacia arriba hasta la cabeza. Esto puede causar algunas dificultades serias, ya que la energía se abre paso a través de todos los bloqueos. Algunas personas lo pasan realmente mal sólo con los aspectos físicos.

En el taoísmo, en cambio, el estudiante trabaja para que la energía fluya por todo el cuerpo, de arriba a abajo, de lado a lado, en todos los sentidos, y esto ayuda a reducir o eliminar energéticamente los bloqueos. Como la energía vuelve a fluir hacia abajo, y la persona está enraizada y sana por su práctica de Chi Kung, entonces la iluminación es una experiencia mucho más fácil. Es igual de poderosa, pero más pacífica, y la dicha emocional va acompañada de cierta dicha física también. Por lo tanto, en los sistemas taoístas, la iluminación tiende a ser una experiencia enormemente agradable, mientras que en el hinduismo y el budismo puede ser brutal, dolorosa y aterradora.

Por eso es conveniente que esos hindúes también hagan yoga físico, y no se queden sentados todo el tiempo. Si el cuerpo está en mejores condiciones, entonces la iluminación será menos problemática. Con respecto al acondicionamiento del cuerpo, los clásicos del Tai Chi dicen que el cuerpo del sabio es como el acero envuelto en algodón. Esto significa que sus músculos son suaves pero sus huesos son duros, lo cual es lo contrario del envejecimiento normal. Lao Tzu escribió esencialmente lo mismo en el Tao Te Ching.

Muchas personas se sienten atraídas por el Nei Kung porque ven demostraciones de habilidades especiales. Esas demostraciones son, o bien trucos baratos de magia en el escenario, o bien son buenos ejemplos de lo que es un desvío. ¿Qué es más importante para ti, ser capaz de encender una pequeña luz LED, o vivir hasta los ciento veinte años, mientras estás iluminado y en buenas condiciones? Me temo que muchos de los que se sienten atraídos por el Camino por este tipo de demostraciones están condenados al fracaso porque están motivados por el ego y el poder social. Realmente depende de la intención de la persona, si quieren poder para impresionar a sus amigos en las fiestas y ganar dinero, entonces es su ego el que habla. Si es porque tienen curiosidad por aprender cómo pueden funcionar estas cosas, entonces hay esperanza, pero nunca lo aprenderán leyendo sobre ello. El camino es totalmente experiencial. Aquellos que se sienten atraídos por las demostraciones trilladas de poder son más propensos a ser marginados por los aficionados y fundamentalistas en caminos que son bastante limitados y a menudo incluso peligrosos.

Para mí, el verdadero poder que se deriva de la práctica son las capacidades psíquicas que puede transmitir. Saber lo que ocurre a tu alrededor, saber lo que la gente piensa, sentir lo que otras personas sienten, saber lo que va a ocurrir, todo ello se suma a un tipo de poder que puede ser mucho más beneficioso y útil que ser capaz de mantenerse en pie sobre una pierna mientras alguien intenta empujarte, por ejemplo.

Empecé a descubrir lo psíquico que era el Sr. Yueng. Nunca dijo nada como "sé lo que estás pensando", simplemente lo demostró de manera perfectamente informal.

Al Sr. Yueng le encantaba salir a comer a diferentes restaurantes chinos, y en Seattle había algunos muy buenos. Así que a menudo nos reuníamos por la noche en algún restaurante de su elección. Era un maestro de la comida china, ya que había trabajado durante mucho tiempo como jefe de cocina en el lujoso restaurante chino de Ruby Chow en Seattle. Normalmente íbamos a cenar el Sr. Yueng, su mujer, Angela, Larry y yo. Mi mujer también vino un par de veces. Cuando me preparaba para ir a nuestra primera cena juntos, me puse el reloj Rolex que mi padre me regaló al graduarme. Una vez puesto, pensé: "no, esto es demasiado llamativo y ostentoso", así que me puse mi viejo y barato reloj digital Timex. Mi mujer y yo fuimos los primeros en llegar al restaurante después del Sr. Yueng y Angela. Él estaba de pie en la caja, y lo primero que hizo fue mostrarme su reloj y decir: "Mira, reloj". Llevaba un gran y ostentoso reloj de oro. Eso me asustó un poco, no sabía si era una coincidencia, o si él sabía lo que yo había pasado con el reloj en casa.

Una vez, hace mucho tiempo, un amigo me regaló uno de esos grandes y pesados sacos de boxeo. Lo colgué en una rama del cedro del patio trasero. Estuvo colgado allí durante meses, y no intenté golpearlo hasta que estuvo allí un tiempo. De todos modos, no me gusta mucho golpear, ya que prefiero métodos más suaves. Lo golpeé un par de veces para probarlo, y no me gustó. Cuando fui a la clase de la semana siguiente, el señor Yueng me dijo que si golpeo con fuerza algo como un saco de boxeo, cuando se produce el impacto se produce una onda de choque, un reflejo del golpe, que sube por el brazo y entra en el cuerpo, donde puede dañar los órganos internos. Así que regalé el saco de boxeo a una organización benéfica.

Como trabajaba en casa, me gustaba pasar el tiempo arreglando el jardín delantero. La gente parecía apreciar esos esfuerzos. Una persona que vino a la casa después de que yo hubiera estado trabajando en el jardín delantero durante algunos años comentó que era como un jardín encantado. Había una maceta de barro gigante llena de tierra húmeda en el patio delantero, y yo quería moverla.

Así que me puse a horcajadas y me agaché para recogerla. De repente, pensé que era una mala idea porque tenía una pequeña hernia, y esa postura es la que provoca las hernias. Así que, en lugar de eso, me puse a un lado de la olla grande, me retorcí y me agaché de lado, y la recogí así. A la semana siguiente, en clase, le pregunté al señor Yueng si había algún tipo de Chi Kung que pudiera curar una hernia y me dijo que no. Pero entonces se agachó exactamente en la misma posición en la que yo había estado cuando lo había cogido, y dijo: "pero si coges algo pesado así puedes romperte la espalda". Así que me había visto hacerlo, y también sabía por qué lo hacía. Me imagino que se alarmó un poco cuando me vio levantarlo, por miedo a que me hiciera daño. Él vivía a unos treinta kilómetros de distancia, en el centro-sur de Seattle, mientras que yo vivía en el norte, y dudo mucho que tuviera un espía vigilándome todo el tiempo.

Después de que el señor Yueng dejara de enseñarnos, mi hermano de chi kung, Larry, empezó a venir una vez a la semana y practicábamos chi kung juntos. Una semana yo dirigía y él seguía, y la siguiente él dirigía y yo seguía. Nos alternábamos una y otra vez. Como hay tantos miles de técnicas, teníamos muchas cosas diferentes que explorar juntos y recorríamos todo el sistema. Realmente aprendimos mucho de esta manera, porque nos recordábamos mutuamente técnicas perdidas hace tiempo y luego veíamos cómo se conectaba mejor con el conjunto. Por ejemplo, una vez recordé algo que había olvidado y que M.r Yueng sólo había hecho una vez en clase. De los ocho años que estuve con él, sólo hizo algunas cosas una vez. Si un alumno no prestaba atención o si no lo practicaba de inmediato y lo olvidaba, entonces desaparecía para siempre. Lo recordé durante nuestra práctica y así lo hice. A la semana siguiente le tocó a Larry dirigir y había estado jugando con él en casa. Hizo lo mismo que yo, pero lo amplió con algunas variaciones. Entonces desarrollé algunas variaciones más lógicas y se las mostré a Larry la semana siguiente. De este modo, yendo de un lado a otro y alimentando las ideas del otro, descubrimos que esta cosa que el Sr. Yueng había hecho sólo una vez en ocho años tenía las claves de todo un espectro de técnicas secretas de alta potencia relacionadas con lo que se llama "empaquetamiento de energía".

Por cierto, lo que la mayoría de los profesionales consideran como embalaje de energía es divertidísimo. Alguien hizo un buen trabajo ocultando la mercancía con eso.

Larry era un conductor de tren que trabajaba en el turno de noche, así que venía por la tarde a practicar, y siempre traía un porro. La marihuana, por cierto, es la planta medicinal elegida por los antiguos sabios y chamanes chinos. Además de ser la droga milagrosa de la juventud con todos sus beneficios médicos, la marihuana también te relaja y hace que tus músculos estén más relajados y suaves. Tener los músculos más blandos permite que fluya más energía, lo que hace que te sientas con mucha más energía. Te permite aprender cosas nuevas sobre la energía, que de otro modo no podrías, debido a la sensibilidad extra que te otorga la planta.

Yo soy taoísta, pero él es cristiano, no un fundamentalista, sino más bien un místico cristiano. Los místicos de la mayoría de las religiones suelen coincidir bastante, pero los fundamentalistas de esas religiones no suelen hacerlo.

Él y yo estábamos sentados fumando nuestro porro en la sala de prácticas un día, y Larry empezó a hablar de Jesús. Me contaba que la segunda venida de Jesús estaba cerca, y que los elegidos se salvarían y subirían al cielo, mientras que los no elegidos se quedarían atrás para pudrirse en sus ciudades. Lo curioso es que resulta que los elegidos son los que creen que Jesús volverá a por ellos. Pues eso me parece un razonamiento circular. No me sirven mucho las creencias, pero tampoco soy de los que quieren quedarse atrás, ya sabes, por si acaso.

Así que expresé la pregunta en mi mente: "Señor Yueng, ¿es esto cierto?". Enseguida me llegó la respuesta: "¡Mierda!", que es exactamente como solía decir mierda en casa, sin el sonido 'L '(en ingles) .

Así descubrí que nos vigilaba todo el tiempo y que podía usar la telepatía cuando quisiera. Había estado escuchando todo el tiempo. Solía reservar la etiqueta de mierda sobre todo para todas las prácticas de Chi Kung fundamentalistas debiluchos que están por ahí apoderándose de la escena del Chi Kung. No le conté a Larry cuál había sido la respuesta del señor Yueng, hasta muchos años después.

Te contaré un poco sobre la palabra "creer". La palabra creer significa "no saber". Cuando dices "creo" puedes desear que algo sea cierto, o suponer lógicamente que algo es cierto, pero realmente no estás seguro. Si supieras algo dirías que lo sabes, pero cuando dices que crees algo estás diciendo que en realidad no lo sabes.

Cuando la gente va por ahí diciendo: "Yo creo esto, yo creo aquello, yo creo lo otro", en realidad están diciendo: "No sé esto, no sé aquello, no sé lo otro".

En otra ocasión, estaba sentado solo en mi sala de prácticas y acababa de fumar mi pipa. Me levanté para hacer un poco de Chi Kung y, de repente, me emocioné. Empecé a llorar y a decir: "Siento no ser un buen estudiante". Me veía a mí mismo como un fracasado porque creía que no estaba haciendo ningún progreso, y me sentía culpable por no dedicar suficiente tiempo a la meditación. Este sentimiento de indignidad es algo que me ha acompañado durante toda la vida, pero ahora se está desvaneciendo. Enseguida escuché al señor Yueng, que me dijo: "No pasa nada, no te preocupes". Luego continuó explicando con más detalle, pero la última parte se desvaneció de mi oído porque empecé a pensar: "vaya, esto es telepatía". Como siempre, cuando se empieza a pensar, la conciencia disminuye, así que su explicación se fue desvaneciendo poco a poco. Lo interesante de la telepatía es que te traduce. El Sr. Yueng hablaba muy poco inglés, y cuando hablaba se veía que sólo conocía las frases más sencillas. Estoy seguro de que podía entenderlo mucho mejor de lo que lo hablaba... sobre todo teniendo en cuenta sus habilidades psíquicas de conocer la situación y los pensamientos de una persona. Durante la telepatía, sin embargo, estaba escuchando un inglés perfecto, pero con la voz del Sr. Yueng. Por lo tanto, no son las palabras reales las que se transmiten telepáticamente, sino la idea sin palabras que precede a la palabra hablada, y cualquier persona de cualquier idioma será capaz de entender a cualquier hablante de otro idioma utilizando la telepatía.

A esto también se refirió Lao Tzu en su Tao Te Ching cuando explicó que el sabio enseña sin hablar. Hay dos formas de hacerlo. Una es que la telepatía y la "dirección psíquica" pueden hacerse sin palabras habladas, pero aún más significa que el maestro mantiene su boca cerrada mientras dirige una clase. Cuanto más veas que un maestro de Chi

Kung utiliza palabras habladas para enseñar, más sabrás que o bien es un aficionado, o bien no tiene interés en crear adeptos.

Si haces el tipo correcto de Nei Kung, gradualmente hace que las suturas óseas de la parte superior de la cabeza se abran justo en el punto de la coronilla, el séptimo chakra, como en un bebé recién nacido. Sin embargo, esto puede ir un paso más allá. Una vez, un lama tibetano pasó por nuestra zona y celebró un pequeño seminario. El seminario era sólo para unos pocos maestros avanzados, y el objetivo era hacer las meditaciones y el chi kung necesarios para conseguir que la piel de la parte superior de la cabeza, justo encima de las suturas óseas ya abiertas, se abriera. Durante este retiro, todos meditaban juntos y no se les permitía lavarse el pelo ni rascarse la cabeza. El Sr. Yueng dijo que fue el primero de ellos al que le ocurrió, y que tardó unos ocho días. Tuvieron que quedarse hasta que todos lo consiguieron, y los que lo consiguieron primero, hicieron un trabajo energético con los posteriores para ayudarles a acelerar. Dijo que al principio se forma una especie de grano en el punto de la coronilla de la cabeza, y luego se abre. Cuando se abre, el maestro introduce un trozo de paja en la cabeza del maestro. Paja de trigo, no paja para beber. Entra unos cinco centímetros, y no hay dolor. El señor Yueng me enseñó unas fotos que le hicieron cuando tenía la paja en la cabeza y se podía ver claramente. Dijo que cuando se introduce la pajita es como una antena de radio. Era como estar sintonizado en una emisora de radio de noticias las 24 horas del día, que el 99% de las noticias eran malas, y no le gustaba. Intentó apagarla comiendo filetes y fumando puros, pero no se apagó.

Leí un libro sobre las prácticas tibetanas que contaba que tomaban a una persona prometedora, la operaban en la cabeza para insertarle una astilla de madera, lo que hacía que se volviera súper psíquica. El Sr. Yueng dijo que eso no era cierto y que tenía que ocurrir de forma natural, desde dentro hacia fuera, como le ocurrió a él.

Por esto y por otras experiencias que tuve con él, diría que el Sr. Yueng era omnisciente. Para mí, omnisciente no significa saber todo lo que hay en el universo al mismo tiempo, sino saber cualquier información que se quiera o necesite saber. Básicamente, ser capaz de encontrar la respuesta a cualquier pregunta que puedan tener en un momento dado. Lo descubrí la vez que el Sr. Yueng y yo hablábamos de todos los escenarios catastróficos que rodeaban el no evento del "fin del mundo" de 2012. Yo sabía que el mundo no podía acabarse, pero sí pensaba que podía haber alguna catástrofe, como por ejemplo el hundimiento de la economía, que parecía estar a la vuelta de la esquina en todo momento.

El Sr. Yueng dijo: "Muchos morirán". Algo

alarmante, porque, en todo caso, era un maestro de la subestimación. Le pregunté cómo morirían, y me dijo que no quería saberlo, lo que significa que si quisiera saberlo, la respuesta le llegaría. Pero no quería saberlo, y eso estaba bien. Yo mismo encuentro que cada vez me importa menos saber.

Lao Tzu escribió sobre esta capacidad en el Tao Te Ching cuando dijo: "El sabio puede sentarse en su habitación y saber lo que pasa en el mundo". Los principiantes, naturalmente, interpretan que el sabio sabe lo que pasa simplemente porque es muy consciente de ese feliz desastre llamado naturaleza humana. Ese libro magistralmente escrito, el Tao Te Ching (TTC), tiene diferentes niveles de significado. desde lo más superficial hasta lo más profundo, y aquellos que son más conscientes, tienen más experiencia y son más sabios... verán significados más profundos. Entonces, a medida que avanzas en el Camino, eres capaz de notar cuando llegas a las diferentes señales que nos dejaron los antiguos sabios. Sentarse en su habitación y saber lo que ocurre en el mundo nos habla esencialmente de las súper capacidades psíquicas de los maestros de Chi Kung de alto nivel, entre los que se encontraba Lao Tzu.

Esta omnisciencia suya incluía lo que podía sentir con la energía con sus manos. Podía escanear su cuerpo conectándose a la energía que venía a través de sus manos, y sentía en su cuerpo lo que usted sentía en el suyo. Esto es verdadera empatía.

Su energía era tan limpia y pura y era tan sensible a su propia energía que podía sentir tu malestar o dolor en su propio cuerpo. Fuera lo que fuera, dolor de estómago, dolor de cabeza, esguince de rodilla, podía sentir tu energía y sentir tu dolor. También tenía una extraña habilidad para rastrear la causa de un problema hasta su raíz. De este modo, podía hacer un trabajo extraordinario para encontrar lo que necesitaba ser curado.

Curó a mi esposa, que tenía una fuerte infección de los senos nasales, en doce horas. Ella había tomado tres rondas de diferentes antibióticos para curar la infección de los senos nasales y ninguno funcionó. La infección empeoraba, y además los medicamentos le causaban otros problemas, sobre todo de digestión. Estaba desesperada, así que aceptó cuando le pedí que fuera a ver al Sr. Yueng. Ella no creía en nada de eso de la curación energética, pero la convencí de ir diciendo que lo probáramos, que no podía hacer daño. Así que fuimos esa tarde después de que ella saliera del trabajo. El Sr. Yueng escaneó la energía alrededor de la parte superior de su cuerpo con su mano a unos 30 centímetros de distancia, y la utilizó para localizar un par de glándulas inflamadas en su cuello. Me enseñó a masajear suavemente estas glándulas y, además, le hizo un pequeño trabajo energético. A la mañana siguiente mi mujer estaba bien. No tenía ningún síntoma de su infección de los senos, pero tenía algo nuevo, una infección de la vejiga. Yo tenía una clase al día siguiente, así que le conté al Sr. Yueng el nuevo problema. Puso los ojos en blanco y me dijo que la trajera de nuevo, así que lo hice. Esta vez hizo la mayor parte del trabajo energético en la parte inferior de su cuerpo. Cuando digo trabajo energético, quiero decir que se hace sin tocar; no es físico de ninguna manera. A la mañana siguiente, la infección de la vejiga había desaparecido. Era obvio para mí que el Sr. Yueng había curado una infección de los senos paranasales realmente mala que muchos antibióticos no podían tocar y luego había curado una infección de la vejiga/riñones. Imagínese entonces mi sorpresa, cuando mencioné casualmente que él había curado su infección sinusal seis meses después y ella negó que la hubiera curado. Esto muestra el increíble efecto cegador que la creencia puede tener en cualquier pobre alma.

El Sr. Yueng podía escanear su energía y sentir el estado de la médula de sus huesos. A medida que la gente envejece, su médula ósea se convierte en grasa, y el Sr. Yueng lo describió como si la médula ósea joven y sana se sintiera jugosa, y la médula ósea vieja y grasa se sintiera seca. También podía sentir la energía desde lejos, por ejemplo, cuando conoció a mi futuro profesor de Kung Fu, Dave Harris, Dave estaba de pie en la parte de atrás del aula. Cuando el Sr. Yueng llegó a la puerta pudo sentir algo extraño en los huesos de Dave que no pudo identificar. Más tarde, cuando entró, vio que

Dave tenía muchos callos óseos en los antebrazos. Eran el resultado de microfracturas óseas por golpear tan fuerte el muñeco de madera de Wing Chun. El Sr. Yueng se rió cuando descubrió la causa de la extraña señal ósea.

Una vez le llevé a una estudiante. Era una dama delgada y delicada del tipo yin vegetariano, del tipo que es muy sensible a la energía. La hizo sentarse en una silla en su pequeña mesa redonda y se puso a su lado. Puso una mano a unos treinta centímetros de su espalda, a la altura del corazón, con la mano abierta. Luego colocó la otra mano a unos dieciocho centímetros delante de su corazón con esa mano cerrada. Cuando abrió la mano de delante, ella se quedó boquiabierta. Le lanzó al corazón más energía de la que ella hubiera podido imaginar. Como puede ver, al Sr. Yueng le gustaba utilizar un poco de espectáculo y divertirse.

Una vez, en la clase de Chi Kung sólo estaba yo junto con un ruso muy psíquico cuyo nombre he olvidado. Llevaba un año como alumno. Estábamos de pie hablando con el señor Yueng, cuando de repente decidió hacernos una demostración de cómo sacar la energía enferma del hígado. Estaba de pie a unos tres metros de nosotros y puso su mano derecha a unos cinco centímetros de su hígado con los dedos en una postura de pico de pájaro como si estuviera metiendo la mano en su hígado y se quedó allí durante unos diez segundos. El estudiante ruso dijo: "Mira, está realmente concentrado". Entonces el Sr. Yueng movió rápidamente su mano unos dos centímetros hacia nosotros con un pequeño movimiento de tirón. Cuando lo hizo, sentí como si me hubiera golpeado una onda de presión de una explosión. El ruso dijo: "Vaya, ¿has sentido eso?". No dije nada.

Los maestros de alto nivel, a los que les gusta permanecer ocultos, suelen mostrarte sólo el uno por ciento de lo que pueden hacer, pero hubo una ocasión en la que el señor Yueng sí reivindicó una habilidad específica. Dijo que si alguien quería atacarlo, podía enviar energía desde su cabeza, y aquí señaló la parte superior de su cabeza, a la cabeza de sus atacantes, y señaló la parte superior de la cabeza de los atacantes imaginarios. Entonces dijo, "y no puede moverse". En otras palabras, podría paralizar a un atacante con el control mental... ni siquiera necesitaría apuntarle con las manos. No dudé de él ni por un momento.

Una vez fui a una exposición de roca y cristal con el Sr. Yueng, y mi mujer se presentó con su madre y su padre, que era un sabueso de la roca y el cristal. Vinieron su hermana y su cuñado, y sus dos hijos. Uno de los sobrinos, llamado Jon, que entonces tenía unos diez años, conoció al Sr. Yueng. Jon estaba un poco embobado, quizá por las cosas que le había contado. El Sr. Yueng cogió la mano de Jon y la giró para que sus manos se enfrentaran, palma con palma, y nos quedamos así durante tres o cuatro segundos. Entonces llegaron algunas personas y tuvimos que separarnos, porque estábamos bloqueando el pasillo. Enseguida mi sobrino se quitó el abrigo. El Sr. Yueng no dijo nada, pero más tarde esa noche me sentí inusualmente cansado, y aún más al día siguiente. Fue entonces cuando me di cuenta de que había tomado un montón de mi energía y la había transferido a Jon, y por eso el chico se quitó el abrigo. Se acaloró tanto, tan rápido, y se quitó el abrigo a tal velocidad, que en retrospectiva me hizo reír.

Aprendí mucho de muchos casos como ese, sin que se dijera una palabra. Puedes tomar la energía vital de la gente si quieres, o puedes darles energía vital si quieres. En nuestra escuela se considera muy poco ético tomar la energía de otras personas, y todos somos tan malditamente éticos, ya sabes. Sin embargo, estaba bien que el Sr. Yueng tomara mi energía, porque la razón por la que yo tenía tanta energía para empezar era todo gracias a él y a su energía. Jon era de la familia, y en nuestra tradición puedes hacer trabajos de curación en tu propia familia. Creo que tal vez el Sr. Yueng estaba tratando de hacerme entender la sensación en mi mano y/o cuerpo, cuando alguien más está tomando mi energía.

Una vez, estaba en clase y había otros tres estudiantes. Yo estaba de pie hacia el fondo de la bahía del garaje central y este otro tipo se puso delante de mí. Era fumador de puros y tenía un poco de tos durante esa clase. Tosió un par de veces y me molestó. La tercera vez que estaba a punto de toser, me di cuenta, por la forma en que su respiración cambió. En mi mente, me llevé la mano a la garganta e hice algo parecido a pulsar un interruptor, y su inminente tos desapareció. Después de eso, el chico nuevo no volvió a toser en clase. También observé que el señor Yueng se había dado cuenta de que lo había hecho.

Empujar a la gente con energía

Como se ha señalado anteriormente, este es un tema controvertido con muchos tanto a favor como en contra de la idea de que es incluso posible. Para aquellos que son honestos consigo mismos, la experiencia triunfa siempre sobre las creencias. Así es que soy consciente de que realmente se puede empujar a la gente con energía, como expliqué en el capítulo sobre los Jedis. Sin embargo, el diablo está en los detalles. Hay diferentes niveles en esto. Los niveles más bajos, que son los que se ven demostrados por aficionados en Youtube, requieren que tanto el profesor como el alumno sean sensibles al chi, pero lo más importante es que hayan trabajado con el chi y sean sensibles a él como presión. También requiere que el alumno coopere, que quiera experimentar el empuje, por lo que permite que ocurra, quiere que ocurra. Por eso se pueden ver videos de algún maestro que puede empujar a sus alumnos, pero luego cuando el equipo de noticias pasa a comprobarlo, nos encontramos con que el maestro no puede empujarlos, (para su sorpresa). Cuando el maestro y el alumno han desarrollado más el poder del chi como presión entonces es posible empujar a personas que se resisten al empuje. Los maestros más avanzados no necesitan usar las manos porque son capaces de mover la energía fuera de su cuerpo sólo con el control mental. Esto es algo que trabajamos en los niveles superiores de Tien Shan Chi Kung.

Luego, por supuesto, están los falsos, y hay un montón de ellos que se encuentran. El peor que me viene a la mente es un tipo del que me he olvidado, pero que suena algo así como Lama Dorje Dumbdrop. Los falsos anuncian sus cosas de forma muy llamativa para poder atraer a muchos estudiantes que quieran hacerlo también. Esto crea un poderoso ambiente de sugestión. Dumbdrop hace que todos sus alumnos lleven vestidos rojos, tanto los hombres como las mujeres. Hace alguna demostración de artes marciales poco convincente con un alumno varón, que debe llevar un vestido, y luego empieza a agitar el brazo hacia arriba y hacia abajo, con o sin tocar el chupón. El chupón inmediatamente comienza a rebotar como una liebre y luego se cae por todos lados. La razón por la que los estudiantes hacen esto es simplemente porque ven a los estudiantes anteriores haciéndolo, y piensan que es muy cool y un signo de avance, por lo que realmente quieren hacerlo también. Si se añade un poco de falta de honestidad, se obtiene la sugestión. En un abrir y cerrar de ojos, el nuevo alumno también está saltando como un burro, felizmente, con éxito. Enhorabuena, ahora es uno de los que están en el grupo del gran Lama, y ha trabajado mucho para llegar ahí. Vía sugestionabilidad. Dumbdrop puede incluso conseguir que toda una fila de doce bobos salte al unísono, están muy bien entrenados.

Como suelo estar solo aquí en Ecuador, y como la mayoría de los principiantes no responden bien al chi como presión, acabé jugando con él yo solo. Al principio intenté alejarme de una pared con las manos a unos 15 centímetros de distancia. No funcionó muy bien. Luego descubrí cómo aplicar la intención adecuada, y empezó a funcionar mejor. Pero estaba de pie con los pies al lado... No me resistía al empuje, sino que permitía que sucediera. A menudo me desequilibraba y tenía que dar un paso atrás para no caerme. Practiqué esto de vez en cuando, y qué sé yo, mejoré en ello. Probé a alejarme más de la pared y siguió funcionando. Luego probé a resistir el empuje poniendo un pie detrás del otro. Al principio eso tampoco funcionó muy bien, pero aprendí a aplicar un poco de tensión en ciertos grupos musculares, y eso aumentó la fuerza lo suficiente como para empujarme hacia atrás. O más a menudo, como tenía un pie detrás, me empujaba hacia un lado o hacia el otro, incluso cuando luchaba por mantener el equilibrio. Este no es el tipo de cosas que quieres practicar en público porque la gente podría pensar que estás loco.

Después de eso, probé a hacerlo de pie en medio de mi gran sala de prácticas sin mirar a ninguna pared, y descubrí que seguía funcionando, ¡¡muy extraño, raro y maravilloso! Eso ES raro... puedes empujar en el espacio vacío, o empujarte a ti mismo empujando en el espacio vacío, o dicho mejor, empujando en el campo de energía de la Tierra. Tal vez no sea eso, o si lo es, entonces está rompiendo las leyes de la física de nuevo, porque esas leyes establecen claramente que un campo de energía no puede bloquear o empujar a otro campo de energía, fluyen a través de la otra y continúan su camino sin ser molestados. Es un gran misterio, ver El Misterio. Es extraño cómo funciona, y definitivamente requiere el uso de la mente y la intención. Por ejemplo, si simplemente hago un movimiento de empuje al azar sin concentrarme ni usar la intención, no me influye en lo más mínimo. A veces extiendo los brazos y abro las manos con las palmas hacia adelante, luego abro los dedos y luego imagino dedos largos como las plumas de la punta de las alas de un gran pájaro. Si me concentro en esas cosas correctamente y luego presiono hacia adelante con las puntas de los dedos aunque sea una fracción de pulgada me empuja fuera de balance si tengo los pies al lado. Si decido resistir el empuje poniendo un pie detrás del otro, entonces tengo que mover los dedos un poco más allá y ejercer un poco de presión, eso me empujará a perder el equilibrio. Al principio me tambalea al intentar empujarme hacia un lado u otro, lucho por mantener el equilibrio, y si relajo el empuje, soy capaz de mantener el equilibrio. Una vez funcionó muy bien, y tuve que saltar dos pies hacia atrás y hacia un lado para recuperar el equilibrio.

La forma en que esto funciona no es que cree ninguna presión física real. La forma en que funciona es que la mente de la persona que es empujada siente que el campo de energía de la tierra en la que se encuentra su cuerpo se mueve, y su cuerpo instintivamente quiere permanecer ubicado en lo que siente que es el mismo lugar. Sin embargo, ese "mismo lugar" se está moviendo, debido a la influencia e intención del empujador, alguien que puede sentir que se mueve a través del campo energético de la Tierra mientras camina. Esto demuestra la existencia de un vínculo mental directo entre el empujador y el empujado, y cuanto más poder tiene el empujador, menos necesita el empujado ser consciente de tales cosas para que funcione. La mente y los nervios del Jedi, así como su sentido del equilibrio, hacen que instintivamente quiera permanecer inmóvil dentro de ese trozo de espacio en movimiento. Es todo sin esfuerzo, el empujador no tiene sentido del movimiento, y simplemente se deja llevar. Por supuesto, el hecho de hacérselo a uno mismo plantea naturalmente cuestiones de ética, honestidad y sugestión. Por lo que puedo decir con mis métodos (de inspiración científica), no me engaño a mí mismo. Además, me lo han hecho a mí. Una vez, uno de mis profesores que resultó estar en lo alto de la CIA, hizo que mi cabeza se moviera dos pies hacia la izquierda con bastante rapidez, seguido por mi cuerpo, por supuesto, y no sentí ninguna presión, ningún empujón, ningún movimiento. Simplemente me dirigí hacia allí, y cuando mi sistema de retroalimentación visual y auditiva del equilibrio entró en acción, me impulsó a dar un gran paso para recuperar el equilibrio.

Debido a esto, dudo mucho que sentarme en una silla con ruedas y luego empujarme contra el tejido del universo me mueva, pero ¿qué diablos sé yo? Si pudiera empujarme mientras estoy sentado en una silla con ruedas, ¿no sería algo? Entonces podría unirme al circo con los otros profesores a los que les gusta mostrar trucos inútiles. Aunque sería genial si funcionara, porque entonces en lugar de empujarme hacia atrás con las manos hacia delante, podría empujarme hacia arriba con las manos hacia abajo. TAA DAA ... ¡levitación! Lo siento amigos, no funciona así, al menos no para mí. El Sr. Yueng confirmó la existencia de la levitación, pero dijo que era demasiado lenta, que gastaba mucha energía y que no servía para nada. Aunque nos enseñó la técnica para practicarla y trabajarla.

Así que, para ponernos poéticos, podríamos decir que la Fuerza no te mueve directamente, sino que mueve tu espíritu, y tu cuerpo sigue a tu espíritu. Es propio de mí practicar estas cosas, porque como los dragones viven en el reino de los espíritus, no tienen peso. Utilizan este método para desplazarse, y yo estoy practicando para más adelante.

Empujar a la gente es algo inútil para la autodefensa, porque normalmente no termina una pelea a menos que los empujes contra un autobús que se aproxima o una pared de ladrillos. Sólo hace que el atacante se enfade más y tenga más cuidado cuando vuelva, así que empujar a la gente con energía es normalmente un juego tonto... a menos que seas un agente de la CIA y quieras alterar el equilibrio de alguien en el momento justo sin tocarlo. Un par de hermanos que practicaban juntos y se centraban mucho más en las cosas de los Jedi, me contaron un par de cosas que habían descubierto. Uno de ellos me dijo que si se concentraba en alguien que podía estar a cierta distancia, podía hacer que la energía de su corazón corriera hacia atrás y que muriera de un ataque al corazón. Ahora algunos se preguntarán cómo sabe eso, si nunca lo probó. Algún día, cuando vea un pájaro en un árbol y pruebe su técnica energética en él, y caiga muerto, entonces sabrá que está en algo, pero no fue así. Me dijo que había pensado en un nuevo método de autodefensa energética y que iba a probarlo en el cuello de uno de sus hermanos durante una clase de autodefensa. Entonces pensó que debía ir a lo seguro y probarlo primero, así que utilizó la técnica de energía mental que crea un campo de energía que se mueve de cierta manera compleja en un punto cerca del suelo. Entonces dio una patada a ese punto y se rompió tres huesos del pie.

Otro hermano me contó una vez que fue a cierta ciudad a dar un seminario de defensa personal, y uno de los participantes lo invitó a quedarse en su casa mientras estaba allí. Resultó que el tipo le invitó porque quería ponerle a prueba en persona. Quería atacarle en su salón. Mi hermano estaba cansado de dar clases todo el día y dijo que no. Entonces su anfitrión se levantó y empezó a acercarse a él mientras mi hermano estaba recostado en un gran sillón blando. Sin moverse ni apuntar, mi hermano atacó el vientre del tipo con esta técnica energética y el tonto anfitrión se derrumbó en el suelo en agonía, sosteniendo su tripa. Al día siguiente, el anfitrión se fue a trabajar y a su regreso le dijo a mi hermano: "Sabes, he estado pensando todo el día en eso que hiciste anoche y ¡nunca sucedió!". Una vez más, tal es el poder de la creencia sobre la auto honestidad. ¿Cómo podía el tipo pensar o hablar de "esa cosa", si nunca la había experimentado?

Este tipo de cosas son similares a la ocasión en la que llegué con mi mente a la garganta de mi compañero y le desconecté la tos. También ocurrió cuando influí en un niño pequeño en el pasillo de la escuela para que dejara de llorar quitándole el estrés. Sin embargo, estos hermanos pueden hacerlo a voluntad y yo lo hice más o menos por accidente, y no he vuelto a practicar esas cosas.

Otra cosa enormemente impresionante sobre el señor Yueng y el Tien Shan Chi Kung es que, cuando tenía setenta y ocho años, fue a una jornada de puertas abiertas en el Hospital de la Universidad de Washington y se hizo un escáner de ondas cerebrales gratuito. Los médicos que interpretaron la lectura dijeron que su electroencefalograma era como el de un adolescente. Eso sí que es especial y asombroso. Ése es el verdadero y valioso fruto de la práctica, la salud, la juventud y la longevidad.

Tuve otras experiencias extrañas. Algún tiempo después de que me "graduara" y el Sr. Yueng se retirara de la enseñanza, tuve una serie de sueños inquietantes durante cuatro noches seguidas. El sueño consistía en que cortaba un cuerpo y echaba los trozos por la trituradora. No veía mucho del cuerpo en sí, sólo los trozos más pequeños que echaba por el triturador. Sabía que era el cuerpo de una persona que había matado. Obviamente, esto me perturbaba y me preguntaba cómo diablos podía tener esos sueños. Un par de años después me enteré, porque salió en las noticias. Un capitán de ferry del estado de Washington iba a juicio por haber asesinado a su mujer y haberla tirado por el triturador de su propia cocina. De alguna manera me había vinculado psíquicamente con el asesino y estaba viendo lo que él veía a través de sus ojos, mientras se despedía de su ex esposa poco a poco.

Más tarde es cuando empezó a ocurrir más magia. Esto no es para nada como el tipo de magia donde la gente lanza hechizos y dice oraciones arcanas. Se trata más bien de que tus deseos se hagan realidad, y estas cosas suelen tomar la forma de sincronización o premoniciones.

Por ejemplo: El terreno que tengo aquí en Ecuador no está muy lejos de la línea eléctrica más cercana, que está abajo en el valle fuera de nuestro "cráter". Fue difícil decidir si ir con energía solar o con energía de red y no sabía cómo calcular la energía solar. Así que opté por la red eléctrica. También quería poder utilizar un soldador, que puede ser muy duro para las baterías. Los ingenieros colocaron un poste de electricidad en la cresta por encima y bien lejos de la casa, como yo quería, y la energía llega a la casa de forma subterránea. Me sorprendí cuando vi que habían puesto una de esas luces rojas intermitentes. Fue el peor ataque de Feng Shui que puedas imaginar. Era roja, como un ojo que nos miraba desde arriba, el parpadeo constante era como la tortura china del agua cuando estabas fuera por la noche. Lo odiaba con pasión. Se supone que esas luces de advertencia deben ir en las cimas de las montañas, y el poste estaba en una cresta muy por debajo de la cima de la montaña. Además, no había luces rojas intermitentes en ningún otro lugar de la zona, sólo en el mío.

Es como si desde cien millas a la redonda todo el mundo pudiera ver exactamente dónde estaba la casa de Stevie, mientras que la suya estaba bien escondida en la oscuridad. Tenía pensado contratar a algún trabajador para que subiera al poste en una gran escalera y pintara la luz de negro o la quitara. Y entonces, la luz dejó de funcionar. Ahora bien, esas luces están hechas para ser súper fiables y arder durante un millón de años, así que el hecho de que se apagaran justo cuando yo estaba lo suficientemente cabreado como para hacer que se apagaran fue una rara casualidad.

Otro ejemplo: El constructor que estaba trabajando en mi casa iba a tener un hijo cerca de mi cumpleaños, así que pensé que sería genial que naciera el mismo día que yo. No se lo dije al constructor, pero no dejé de pensar en ello. Y he aquí que, unos días después de mi cumpleaños, me dijo que su hijo había nacido ese día. El bebé nació prematuramente y tuvo dificultades para respirar al principio, debido a que sus pulmones no estaban desarrollados, por lo que tuvo que ser puesto en una incubadora durante un tiempo.

Ahora bien, estos dos ejemplos podrían ser meras coincidencias, no cabe duda, pero cuando tus deseos empiezan a hacerse realidad con suficiente frecuencia, empiezas a preguntarte qué demonios está pasando. Es un poco inquietante, y te das cuenta de que tienes que tener cuidado con lo que deseas, y no es que yo desee mucho en realidad. No es que desee mucho, en realidad. No tengo muchos deseos... bueno, aparte de estar sano.

Le conté al Sr. Yueng el aumento de la sincronización y las premoniciones psíquicas que estaba experimentando, pero que no supe que había experimentado una premonición hasta que el acontecimiento tuvo lugar. El Sr. Yueng dijo: "Sólo eres psíquico si sabes que es una premonición".

Más tarde adquirí cierta habilidad para saber cuándo tengo una premonición, y debo decir que es un buen sistema de alerta temprana.

Hay muchas más anécdotas del camino del brujo que se pueden relatar, pero esas son algunas de las principales. Es un viaje increíble, ¡no me lo habría perdido por nada!

El mayor paso que una persona puede dar en el camino es el último, y es convertirse en inmortal.

Lamentablemente, la mayor parte del Chi Kung occidental se ha convertido en estiramientos o en sentarse con el dedo en la nariz y visualizar cosas. Luego está el otro aspecto. Hay quienes se dejan impresionar por las exhibiciones de poder del chi y se las creen. Muchas de estas exhibiciones son trucos, pero algunas son reales. La cuestión es que las personas que se sienten atraídas por el poder de la discilina son básicamente los tipos equivocados para ser estudiantes, y los maestros que exhiben estos trucos son también los tipos "equivocados", porque obviamente, están interesados principalmente en la popularidad y el dinero. Los verdaderos maestros avanzados permanecen ocultos y no hacen demostraciones de poder, precisamente porque no quieren el dolor de tratar con los tipos equivocados de personas. Por supuesto, la mayoría de la gente quedará impresionada por uno de estos despliegues aparentemente mágicos, y también es común que la mayoría de la gente quiera aprender a hacer trucos similares.

Hoy en día, la mayoría de los que se sienten atraídos por la idea de tener el poder de realizar trucos de magia son el tipo de persona equivocado, pero en los viejos tiempos esto era para los guerreros, y los guerreros tienen una buena razón para querer precisamente ese tipo de habilidades.

La mayoría de las personas que van por la popularidad y el dinero no son personas malas. Simplemente no están tan avanzados espiritualmente, lo que significa que probablemente se les enseñó sistemas con grandes trozos perdidos. No entienden las complejidades de la popularidad vs. mantener un perfil bajo. A veces los "sistemas" a los que les faltan grandes trozos son el resultado de que el maestro, o su maestro, ocultan cosas, o de que el estudiante abandona la práctica para empezar a enseñar antes de que estén completamente cocidos. La situación de la popularidad es, en realidad, el mayor problema que tengo con la publicación de este libro. He aquí algo que el sabio taoísta Chuang

Tzu escribió sobre la exhibición de uno mismo, traducido por Thomas Merton:

La Torre del Espíritu

El espíritu tiene una torre inexpugnable, que ningún peligro puede perturbar, mientras la torre esté custodiada por el protector invisible, que actúa inconscientemente, y cuyas acciones se desvían cuando se vuelven deliberadas, reflexivas e intencionales.

El inconsciente y la entera sinceridad del Tao, son perturbados por cualquier esfuerzo de demostración autoconsciente. Todas esas demostraciones son mentiras

Cuando uno se muestra de esta manera ambigua, el mundo exterior irrumpe y lo aprisiona.
Cada nuevo acto es un nuevo fracaso.

Si sus actos se hacen en público, a plena luz del día, será castigado por los hombres. Si se hacen en privado y en secreto, serán castigados por los espíritus.

Que cada uno comprenda El significado de la sinceridad, Y se guarde de la exhibición.

Estará en paz con los hombres y los espíritus, y actuará correctamente, sin ser visto, En su propia soledad, En la torre de su espíritu.

Las llamadas de las grullas resonaron más allá de la Vía Láctea,

y los gritos de los simios eran patéticamente tristes.(2)

2. del libro "Viaje al Oeste" de Thomas Cleary

12 - EL CAMINO TAOÍSTA
DEL INMORTAL

He aquí una perspectiva añadida sobre el dicho de Bruce "Sé como el agua":

"Cuando un hombre no habita en el yo, las cosas le revelan por sí mismas sus formas. Su movimiento es como el del agua, su quietud como la de un espejo, sus respuestas como las de un eco". ~ Chung Tzu

Un inmortal, en la mente asiática común, suele referirse a lo que en Occidente se llamaría un maestro ascendido, sea lo que sea. ¿Maestro ascendido?

Hay muchos tipos de inmortales, desde fantasmas y demonios hambrientos, hasta avatares y dioses. Tal vez se podría decir que todos los seres del reino de los espíritus son inmortales, no lo sé. Tal vez sólo se aplique a los espíritus que antes eran humanos.

Para nuestros propósitos nos interesan más los dos tipos de inmortales, comúnmente conocidos como Inmortales Terrestres e Inmortales Celestiales. Un inmortal terrestre es alguien que vive hasta una edad muy avanzada sin dejar de estar en condiciones excepcionales, y un inmortal celestial se refiere a los maestros ascendidos antes mencionados. Hay dos o tres niveles de Inmortal Celestial, con el nivel más alto de inmortal que tiene una vibración tan alta que ni siquiera los dioses pueden verlos. Se podría decir que están más cerca de la luz. El Sr. Yueng está definitivamente en ese camino. Un canalizador muy capaz que vino a visitarlo, me dijo que su vibración era demasiado alta y que ya no podía comunicarse con este nivel. Por eso creo que el Sr. Yueng quizá ya no sea un dragón, sino que ha hecho una transición más allá. Algún día lo averiguaré.

El proceso de convertirse en inmortal puede describirse en términos de quietud y movimiento. El movimiento es importante porque los taoístas saben cuánto influye el cuerpo en la mente y las emociones, además de que son guerreros, ¿no? Aprendemos a movernos como una forma de meditar, meditando en el movimiento, que es la quietud dentro del movimiento. Los ejercicios de movimiento también son necesarios para cultivar el chi. La quietud significa la tranquilidad de una mente no pensante al principio; cuando hacemos meditación sentada o sin movimiento centrándonos en la energía que se mueve en nuestros cuerpos, eso es movimiento dentro de la quietud del cuerpo.

La quietud es la esencia de la vida, y el movimiento es la vida misma.

Mentalmente, la quietud es la conciencia pura y el movimiento es el pensamiento. El pensamiento y la conciencia se excluyen mutuamente, cuanto más piense una persona, menos consciente será de su entorno porque la conciencia es consumida por el pensamiento. Cuando una persona está observando cuidadosamente algo de forma no verbal, eso es conciencia pura, meditación pura, cuando los pensamientos y las palabras sobre lo que uno está observando comienzan a surgir, entonces la conciencia ya ha disminuido.

Muchos maestros se van por las ramas, pero el Sr. Yueng lo dijo directamente al principio: "¡NO PENSAR!"

Al principio, con la meditación sentada, lo mejor que se puede esperar son breves periodos de quietud mental y de no pensar, seguidos por el habitual tren choo choo de pensamientos tontos que siguen dando vueltas repetidamente en su pista circular. La mente del mono. Después, poco a poco, estos espacios entre pensamientos se alargan. Los pensamientos que surgen son casi siempre sobre algo que has hecho, algo que has dicho, algo que tienes que hacer, algo que alguien te ha dicho o algo que quieres decir a alguien, y esto continúa durante mucho tiempo. Después, al cabo de algunos años, los espacios entre los pensamientos se alargan, y los pensamientos que afloran son más perturbadores. Recuerdas cosas extraordinariamente embarazosas que te han sucedido, o recuerdas momentos en los que hiciste algo malo a alguien. Aquí debería surgir un sentimiento, y el sentimiento que buscamos es el remordimiento. El remordimiento es necesario para el crecimiento espiritual. Significa que te estás juzgando a ti mismo de forma honesta y experimentando el comienzo del juego de la ética. No termina en el remordimiento. Ese mal sentimiento de remordimiento motiva a la persona a averiguar por qué hizo lo que hizo, a comprenderse a sí misma. Después de la comprensión viene el perdón a uno mismo y a los demás. En este proceso puedes ver la importancia de la auto honestidad interna, y puedes ver por qué aquellos que están en la negación no pueden hacerlo. Así es como se limpia el karma.

Los espacios entre los pensamientos se alargan aún más.

Una vez que hagas esto durante unos años o unas décadas, es posible que tengas tu experiencia de iluminación, y entonces empieza realmente la diversión.

Después de la iluminación, el siguiente objetivo es aquietar la mente para experimentar cada vez más el no pensamiento en las actividades cotidianas. Este objetivo o proceso es natural para algunos, al menos, no necesitan que se les diga. Una vez que la quietud de la mente se establece permanentemente durante nuestra rutina diaria, el pensamiento puede entonces regresar, porque ya no puede distraer a una persona fuera de la claridad y la quietud... hacia la no-claridad.

Claridad. Cuando los pensamientos vuelven a la quietud, esto se llama quietud dentro del movimiento de la mente. Esto lleva mucho más tiempo que la quietud dentro del movimiento del cuerpo.

Claridad.

El Sr. Yueng tenía algo que decir sobre la claridad que demuestra el punto de vista de los maestros de meditación de todo el mundo.

Un día, después de que los otros dos estudiantes se fueran, me senté con el señor Yueng en su garaje. Los cimientos de su garaje sobresalían a la altura justa para hacer un pequeño banco a lo largo del lateral, cerca de la puerta trasera. Estábamos sentados hablando y, de repente, me dijo: "¡Estás loco!" No se refería a algo que yo acabara de decir, sino que se refería a mí personalmente. Bueno, eso me picó un poco. Me imaginé que era un tipo bastante cuerdo, así que me fui a casa con los sentimientos heridos. Mientras estaba en casa, empecé a pensar más en eso, y a recordar. Sí, a veces hacía cosas bastante estúpidas por razones bastante estúpidas, así que sí, tal vez estaba algo loco. Entonces empecé a pensar que estar loco no era tan malo después de todo. Era una persona tímida y solitaria, debido a fuertes sentimientos de inadecuación social, pero era un introvertido bastante feliz.

A la semana siguiente, el Sr. Yueng y yo nos encontramos de nuevo sentados en aquel lugar del garaje. En cuanto los otros dos chicos se subieron a sus coches, pero aún no se habían marchado, dijo: "¡Están locos!" Pues qué raro, yo creía que estaban muy cuerdos, pero ahora que lo pienso supongo que eran demasiado joviales.

La tercera semana ocurrió lo mismo. Mientras los dos tipos se alejaban dijo: "¡Todos están locos, piensan demasiado!" Así que ahí lo tienen amigos, todo el mundo está loco. El pensamiento incontrolado e incontrolable es lo mismo que la locura. Puedo verlo, puedo sentirlo. Pero no es tan malo después de todo, ¿verdad? Sólo que no esperes que tu nivel de claridad coincida con la elevada imagen que tienes de él.

Tiendo a no hacer preguntas cuando dice algo así. Mi problema es que no hago suficientes preguntas, así que me llevaría esos dichos a casa en silencio y los meditaría durante la semana. Algún día alguien debería hipnotizarme para que pueda recordar las muchas otras cosas que me dijo el señor Yueng, y a nosotros como grupo.

La claridad es necesaria para el siguiente paso en

el juego, que es la parte más difícil del Camino, y en última instancia se convierte en la búsqueda de toda la vida de una persona. Se llama quietud dentro del movimiento en la ética, que en chino se denomina "Te". Se trata de la virtud, que se describe como el movimiento hábil a través de las situaciones de la vida mientras se mantiene una calma interior, la quietud. Es la etapa de la acumulación de sabiduría. Esta búsqueda de la perfección en la ética es una práctica que nunca termina. Nadie es perfecto, ni siquiera los inmortales. A medida que miras por ese largo pasillo de espejos de causa y efecto se hace más difícil decidir o actuar. Aprendes a pisar ligeramente. Aprendes a ceder mentalmente porque tu entrenamiento físico te ha enseñado a ceder físicamente.

Lo llamo "El juego de la ética". Es sólo un juego porque no hay ningún requisito para jugarlo, es completamente voluntario. Me gusta jugar a este juego porque es un reto entretenido, y además me hace sentir mejor conmigo mismo. Otra forma de decirlo es que intento vivir sin remordimientos.

Si una persona desea realmente lo mejor para los demás y quiere que sus propias acciones proporcionen el mejor resultado para el mayor número de personas posible, esto pone las energías motivacionales en su interior de acuerdo con su conciencia. Lo contrario de esto es tener un "conocimiento interno" de que debemos hacer algo y luego no hacerlo. Este conflicto es lo que se cura en la alquimia taoísta. Así que el verdadero Nei Kung no sólo cura tu cuerpo, sino también tu mente y tus emociones. En consecuencia, todas las fuerzas dentro de ti se han alineado con lo ético. El resultado de esto es que la motivación para hacer lo correcto es automática y es incluso más fuerte que la excitación sexual.

Este nivel de cultivo sólo puede alcanzarse a través del toma y daca de trabajar e interactuar con otros, no sentándose solo en la cima de una montaña. A través de este proceso de interacción, se alcanza la forma más elevada de alerta sensible (quietud) hasta que todo el ser es conciencia y todas las energías y acciones se dirigen hacia la competencia ética.

Esto es lo que significa "Hacerse uno con el Tao". Cuando una persona llega a este punto, carece de cualquier poder contrario a la Vía, y entonces está respaldada por el poder de la Vía debido a su completa compenetración con la Vía en la virtud, Te. Para algunos, el título del libro "Tao Te Ching" se traduce como "la vía del poder de la virtud de un tipo llamado Ching".

Esto nos lleva a la esencia de lo inmortal, momento en el que la vida se convierte en la preservación de la Vía y la enseñanza del camino a la Vía. Entonces, la quietud es la identidad con la Vía... y el movimiento, la vida, se convierte en perfección ética.

Para tener una perspectiva de cómo funciona el verdadero Nei Kung, será útil explicar cuál es la diferencia entre el Chi Kung y el verdadero Nei Kung. La razón por la que es necesario utilizar el término "real" es porque hoy en día hay mucha confusión sobre lo que es el Nei Kung. Lo que se reduce a que todo el Nei Kung que se ofrece al público a través de vídeos o libros es una mentira. Pueden ser pequeñas piezas de un vasto sistema de Nei Kung, y obviamente, una pequeña pieza del todo no es el todo. El término Nei Kung ha sido bastardeado más allá del reconocimiento por la gente que prefiere el dinero a la verdad, porque una vez que el concepto de Nei Kung fue descubierto por Occidente, se convirtió en la última y mejor enchilada "rápida y fácil" para que la gente se atiborrara, y así llegaron los mercadólogos. Una de las cosas que realmente hizo popular al Nei Kung fue la publicidad de algunas personas que demostraron habilidades como encender pequeñas bombillas LED y encender fuego con la energía de sus manos, ... practicantes como John Chang y Jiang Feng. Sin embargo, estos probablemente fueron falsos.

No hace muchas décadas, el término Chi Kung apenas se utilizaba, el término común era Nei Kung, y eso es porque en aquellos días, antes de que hubiera mucha comunicación de masas, los maestros eran pocos y los buscadores eran serios. Los que encontraban un maestro se quedaban con él durante una década o más y aprendían innumerables técnicas de trabajo con la energía, miles de ellas. De hecho, se dice que los poderosos sistemas de Chi Kung, que significa Nei Kung, contienen diez mil técnicas. En realidad, el número diez mil para los chinos significa simplemente "demasiado para contar" o "todo". El Nei Kung es algo a lo que una persona dedicaría su vida, y se adentraría en él con el objetivo de alcanzar la maestría, y era poco frecuente.

Con la llegada de las grandes ciudades, la tecnología y la publicidad, el público fue tomando conciencia de los muchos y profundos beneficios del Chi Kung. Así, el Chi Kung se popularizó y el Nei Kung desapareció en un segundo plano. La gente moderna interesada en hacer Chi Kung para su salud o entretenimiento no quiere realmente convertirse en maestros. No quieren aprender miles de técnicas, tienen otras cosas más importantes que hacer, o eso suponen. Estas personas quieren aprender algo sencillo y fácil que les haga sentir mejor. Lo que ocurrió es que algunos maestros de Nei Kung quisieron naturalmente ayudar a estas personas, así que escogieron algunos ejercicios de los que conocían y los juntaron en lo que se llama una forma. Una forma significa lo mismo que una kata, o una coreografía. Algunas formas son conjuntos de movimientos muy sencillos y otras son formas bastante complejas y extensas, como las que se obtienen con el Tai Chi. Estos maestros, que crearon estos pequeños conjuntos de ejercicios a partir de su vasto acervo de conocimientos, quieren que sean eficaces, por lo que eligieron buenos ejercicios que consideraron más útiles para los principiantes que no quieren pasar mucho tiempo aprendiendo.

También hay un rasgo común de la naturaleza humana en el trabajo aquí, que básicamente se reduce a, "quieres guardar lo mejor para tus amigos". Y lo que es más importante, es natural no querer regalar los secretos del poder a cualquiera y a todo el mundo. El poder siempre es peligroso. El poder es la capacidad de hacer las cosas con eficacia. El poder también es muy atractivo para la gente mala que quiere utilizarlo para aprovecharse de los demás. Porque el poder corrompe. El poder no corrompe a todos, sólo a muchos, corrompe fácilmente a los que no tienen un fuerte sentido de la ética. Así que también es tarea del maestro contenerse y ver qué tipo de persona quiere aprender sus cosas, y con qué propósito.

Dado que es potencialmente peligroso, un maestro sólo enseña las técnicas de alto poder a un estudiante de largo plazo que puede ser vigilado por problemas, alguien que se mantiene cerca. En cualquier caso, no hay razón para sacar los métodos de alta potencia fuera de contexto y dárselos a alguien que no puede apreciar lo que realmente son. Los estudiantes sólo pueden apreciar esas técnicas si ya tienen una buena base sobre la que fundamentar esa apreciación. Realmente es mejor establecer una base sólida en la circulación de la energía, la autocuración y la conexión a tierra para que las técnicas de alta potencia sean más seguras y eficaces.

Nei significa interno, por lo que el nombre Nei Kung implica un tipo de arte más interno, pero no debe tomarse demasiado literalmente. En un sentido amplio, interno significa que trabaja con la energía chi y la cultiva. Hay mucho Chi Kung que también trabaja con la energía, así que ese no es el punto. También hay mucho Chi Kung que ha llegado a Occidente y es bastante débil en el trabajo energético. A menudo se ha convertido en un régimen de estiramiento. Esto no ocurre sólo en el Chi Kung, también ha sucedido en el yoga. El yoga se ha convertido en una especie de circo, con cosas como el yoga de la cerveza, el yoga caliente, el yoga desnudo, etc. Y ten en cuenta que el yoga lleva varias décadas de ventaja sobre el Chi Kung en la cultura popular occidental.

El punto aquí es que nunca encontrarás el verdadero Nei Kung en un video o un libro. Incluso si alguien quisiera hacer uno, es técnicamente imposible enseñar diez mil técnicas con un vídeo o un libro, o incluso con muchos de ellos. El Canon Taoísta tiene diez mil volúmenes, así que puede que esté en alguna parte, pero habría que saber leer chino antiguo para averiguarlo. En realidad, muchos secretos del cultivo se explican en los Clásicos, pero se utilizan palabras clave secretas para todas las palabras clave, por lo que incluso la mayoría de los chinos tienen poca idea de lo que significan. Las palabras secretas en clave están pensadas básicamente para los estudiantes que ya están en la escuela y saben lo que significan.

Otra diferencia entre el Chi Kung y el Nei Kung es que el Chi Kung trabaja en la energización de las líneas energéticas más superficiales, y lo hace de una en una. Mientras que el Nei Kung se centra más en el canal central y trata de poner en marcha todos los flujos de energía al mismo tiempo.

El Chi Kung trabaja desde fuera hacia dentro, actuando sobre los diferentes meridianos energéticos para influir en la energía central, lo que consigue, pero de forma débil. El nei kung, en cambio, busca amplificar enormemente la energía central para que se derrame en los canales exteriores y trabaje todos los flujos de energía simultáneamente para combinar todos los flujos de chi en el cuerpo. La persona entonces "zumba" con todo su chi pulsando al unísono. La energía atraviesa los bloqueos automáticamente, sin que el practicante tenga que prestarle atención.

Por lo tanto, si el objetivo es la autocuración, el Chi Kung puede ser mejor porque es más sencillo y se dirige directamente al problema que se está trabajando. El Nei Kung no es tan eficiente al principio, simplemente porque lleva más tiempo aprender y juntar las piezas, y también tarda un tiempo en que la energía central se fortalezca lo suficiente como para desbordarse y hacer su trabajo de curación automático y aleatorio. Sin embargo, termina cubriendo todas las bases, lo cual es otra gran diferencia entre el Chi Kung y el Nei Kung. El verdadero Nei Kung es holístico, y está desarrollado para sanar todo, físico, mental y emocional. Esto hace que el Nei Kung sea mejor para el estudiante a largo plazo que quiere llegar lejos y hace que el Chi Kung sea mejor para aquellos que quieren una curación rápida.

Llegar lejos en el ámbito de la salud es el primer paso esencial en el camino hacia la inmortalidad. Es posible llegar mucho más lejos que simplemente "no estar enfermo". La mayoría de las personas que no están enfermas asumen que están sanas, pero es posible llegar mucho más lejos que eso.

Una escala que va de lo más bajo a lo más alto sería algo así:

Muerte
Muy enfermo
Salud débil
No enfermo (sano)
Vitalidad y salud sobresalientes (se resfría rara vez,

es leve, se cura rápido)
Vitalidad de atleta de nivel olímpico (no se resfría)
Brilla en la oscuridad

El enfoque principal del Nei Kung son los tres últimos de la lista, el enfoque principal del Chi Kung son los tres primeros de la lista, pero obviamente hay muchas coincidencias.

El Tien Shan Chi Kung (que en realidad es Nei Kung) concentra la práctica de manera que trabaja la fuerza, la flexibilidad, el cultivo de la energía y la meditación, todo al mismo tiempo, haciendo que la energía del practicante llene incluso el centro de la médula ósea y la columna vertebral. Por esta razón el Nei Kung se considera superior para las personas que quieren tener tanto una salud superior como una gran destreza física.

Muchos de los sistemas médicos chinos de Chi Kung utilizan la respiración física para activar el chi y muchas prácticas budistas de Chi Kung se basan en la conciencia de la respiración física. En el Nei Kung, sin embargo, la atención se centra en lo que se llama la respiración sutil, que es en realidad el flujo de energía en el cuerpo. Por lo tanto, gran parte del movimiento del chi Nei Kung es independiente de la respiración física. Está hecho para funcionar independientemente de cómo se respire.

El Nei Kung no sólo trabaja en el fortalecimiento, el estiramiento y el cultivo de la energía, todo al mismo tiempo (para ahorrar tiempo y conseguir más práctica), sino que también abandona todas las técnicas de baja potencia y las sustituye por versiones de mayor potencia con el fin de ir más rápido.

El objetivo final es ir más allá de las formas y llegar a lo informe, donde el practicante alcanza la esencia interna de la práctica y deja atrás el andamiaje externo. Este aspecto, el de llegar a lo informe, es un principio fundamental de la filosofía taoísta. El Tai Chi, en sus niveles superiores, también tiene el objetivo de alcanzar la falta de forma, pero como se dice en los Clásicos del Tai Chi, primero hay que estudiar las formas para poder llegar a la falta de forma.

Otra razón por la que el Nei Kung no se puede aprender de un video es que requiere las habilidades constantes de un maestro poderoso para manipular y añadir a la energía del estudiante. Obviamente esto solo puede hacerse en persona. Cuando un maestro o adepto de Nei Kung enseña, irradia una energía considerable hacia el exterior y parte de esta energía empapa al estudiante, amplificando la energía del estudiante, lo que hace que su progreso sea mucho más rápido. Más tarde, cuando los alumnos se convierten en expertos, también empiezan a irradiar energía mientras practican. Por eso este tipo de sistema de cultivo de la energía se enseña en el interior, o idealmente en una cueva llena de cristales. Cuando primero el profesor y luego los alumnos empiezan a irradiar energía saludable, ésta empapa las paredes y el nivel de energía en la sala aumenta de forma espectacular. Luego se refleja en los ocupantes de la sala, de modo que todos nadan en un espeso mar de energía.

Esta es la misma razón por la que gran parte del Chi Kung habitual se realiza al aire libre cuando es posible. Es porque la gente emite una gran cantidad de energía enferma mientras se cura y así estar al aire libre permite que esa energía se escape hacia el exterior.

En el verdadero Nei Kung, el maestro realiza un trabajo energético sobre el estudiante durante la parte de meditación sentada de cada práctica. Al principio ayuda a curar al estudiante y, una vez sano, modifica sus sistemas energéticos para que se adapten mejor al objetivo, que es el rápido cultivo del poder del chi y de las habilidades psíquicas. El Sr. Yueng dijo que si una persona practica el Chi Kung sin este refuerzo energético puede tardar mucho tiempo en, como él dice: "Está claro que una persona no puede progresar mucho en el Chi Kung si su motor no ha arrancado. El progreso comienza después de que uno se "enciende", a menos que, por supuesto, sólo quiera hacer estiramientos o calistenia. Muchos de los que dicen ser maestros de Chi Kung no tienen esta capacidad de irradiar energía cuando hacen chi kung, simplemente porque no han sido entrenados en esta forma de cultivar la energía. Lo creas o no, algunos de los falsos maestros ni siquiera han oído hablar de ello.

Volviendo a los videos y libros que se encuentran que dicen ofrecer Nei Kung. No hay duda de que los ejercicios que muestran provienen de sistemas de Nei Kung, pero todo el Chi Kung proviene de sistemas de Nei Kung, así que ¿cuál es la diferencia?

Tal vez sea un punto fino y esté perdiendo el tiempo, pero en cualquier caso la batalla ya está perdida. El Nei Kung tiene ahora una nueva definición, y si casi todo el mundo está usando esa nueva definición entonces el término Nei Kung ya no significa el Camino Espiritual Taoísta del Mago como solía hacerlo, así que supongo que debería dejar de usarlo y rendirme. Parece más apropiado llamarlo el Camino del Mago, porque mago es el término usado para denotar un avanzado y poderoso maestro de Chi Kung. Los yoguis avanzados de la India también pueden ser llamados magos. Creo que la mayoría de las personas sensatas saben instintivamente que no se puede llegar a ser mago aprendiendo diez ejercicios en un seminario de fin de semana que incluye un certificado y una camiseta. Si alguna vez ves a un mago con un certificado puedes estar seguro de que el mundo se ha ido al infierno. La palabra "enclenque" destaca aquí, y déjame decirte que la mayor parte de lo que se ofrece al público en los vídeos y libros de Nei Kung es sobresaliente (o se podría decir, patético) en su enclenque. La mayor parte del Nei Kung ha seguido el camino de mucho Chi Kung, y se ha convertido en simples estiramientos, junto con un montón de juegos mentales.

El verdadero material está ahí fuera. Intenta encontrar al maestro más avanzado al que puedas llegar, pero evita a los que se dedican a la "ostentación", "empujando" a sus alumnos sin tocarlos o activando pequeñas luces.

Aquí quiero compartir historias sobre algunos de los maestros de la vieja escuela que tuve la suerte de tener como maestros. La mayoría de ellos ya no están, y ya no se ven muchos de su clase en el mundo moderno, como dijo el Gran Maestro Tchoung Ta Tchen: "Incluso los mejores maestros de hoy en día son como cáscaras huecas en comparación con los maestros del pasado reciente".

Tchoung Ta Tchen

Conocí a Tchoung Ta Tchen a través de Andy Dale, mi principal profesor de tai chi. Él y algunos de sus alumnos fueron en grupo a visitar a Tchoung en Vacouver, Canadá, algunos fines de semana. Era un gran maestro de tai chi, y su principal reclamo para la fama era lo lejos que podía empujar a la gente por el aire antes de que tocaran el suelo. Era tan avanzado que sólo había otra persona de tai chi en el continente norteamericano lo suficientemente buena como para jugar al juego de empujar las manos con él, y era el maestro Chen Man Ching de Nueva York, que a pesar del nombre Chen era un maestro de estilo Yang muy conocido y querido en la Costa Este.

Aquí hay algo que probablemente no sabías sobre Chen Man Ching. Sentía que ninguno de sus alumnos "lo entendía" y que había sido un fracaso como maestro, así que dejó de enseñar, volvió a China y bebió hasta morir en seis meses.

Tchoung era un tipo muy serio, era un general del ejército chino, y definitivamente uno de la vieja escuela. Lo que le hacía diferente es que realmente quería que sus alumnos "lo entendieran". Lo hacía de verdad.

Empezó a dar clases en Seattle, en Chinatown, y como nunca aprendió a hablar inglés, tenía un traductor de chino que le ayudaba. La clase llevaba unos meses cuando una vez Tchoung tardó un minuto o más en explicar un movimiento y el traductor dijo: "Básicamente dijo que nos relajáramos". Entonces, otro estudiante, un chico blanco, dijo: "No ha dicho eso". Tchoung puso cara de asombro y se acercó a hablar con el nuevo. Después de eso, el nuevo chico se convirtió en el traductor y fue entonces cuando comenzó realmente la enseñanza.

Como ves, aunque el maestro quería que sus alumnos aprendieran bien, el típico chino no lo hacía.

Cuando Tchoung Ta Tchen era teniente del ejército chino, estuvo destinado durante un tiempo en el monte Omei.

Un frío día de invierno salió a un claro en la ladera de la montaña para practicar algo de tai chi. Como hacía mucho frío, iba muy abrigado. Después de practicar tai chi durante un rato, se dio cuenta de que había un anciano delgado que le observaba, y que sólo llevaba un taparrabos a pesar del frío que hacía.

Cuando vio al otro el anciano le dijo: "Tu tai chi apesta, neeneer neener, ¡apuesto a que no puedes atraparme!" Así que Tchoung persiguió al tipo, pero el anciano era muy ágil y era capaz de pasar por encima de todas las rocas y raíces de los árboles tan rápido que Tchoung no pudo atraparlo. Así que volvió al claro para practicar más.

Cuando miró de nuevo el viejo había vuelto, esta vez se acercó a Tchoung y le dijo: "Pégame"

Tchoung: "No, no quiero".

Viejo: "Pégame".

Tchoung: "No".

Así que el viejo empezó a llamar a Tchoung y a sus antepasados con todo tipo de insultos malintencionados y desagradables, con un resultado previsible, ¿no?

Tchoung le dio un puñetazo en el estómago y el viejo salió volando hacia atrás unos dos metros y se estrelló contra unas grandes rocas. Se levantó y dijo: "Pégame otra vez". Así que, POW, el viejo salió volando de nuevo hacia las rocas.

Luego se acercó, ileso, y se presentó. Era el abad del monasterio local en la cima de la montaña e invitó a Tchoung a practicar algo de chi kung.

Esta era una forma bastante común de que los maestros taoístas se conocieran en los viejos tiempos, intercambiaban golpes en el estómago para ver cómo se lo tomaba el otro.

De esta manera Tchoung aprendió el chi kung del Monte Omei, que le enseñó a Andy, y luego Andy me lo enseñó a mí.

Andy aprendió una nueva forma de tai chi que le llevó un par de meses, no recuerdo qué forma era, algo oscura, y luego se la enseñó a Tchoung Ta Tchen. Sólo se la enseñó una vez.

Después de un mes más o menos, Tchoung realizó la forma para Andy. Hizo toda la forma, pero la hizo mejor, empleando más principios del tai chi. Así que fue capaz de aprender la forma completa después de verla una sola vez.

Ir a ver a Tchoung fue mi primera experiencia con un verdadero maestro de artes internas. Una de las cosas que hacía a veces era poner a algunos de sus mejores alumnos en fila, de espaldas a la pared, a dos metros de ella, y con gruesas almohadillas en la pared. Entonces, bajaba por la fila y, uno por uno, hacía un pequeño empujón de manos con el estudiante. El alumno intentaba empujarle y él cedía y luego les empujaba. Tratar de empujarle era como intentar atrapar una nube, ser empujado por él era como encontrarse con la fuerza irresistible. Uno de los alumnos más veteranos me dijo que no se podía sentir realmente el empuje, era como si te sedujera para volar por el aire, y seguían viajando hacia arriba cuando se estrellaban contra las almohadillas de la pared.

Tchoung era un tipo grande y corpulento con una gran barriga, por lo que supuse que se trataba de una barriga blanda. Tal vez me estaba leyendo la mente porque una vez se acercó y me dijo que presionara con mi pulgar contra su barriga, y déjame decirte que puedo presionar muy fuerte con mi pulgar cuando lo apoyo con mis dedos. Su vientre no era suave en absoluto, era como presionar un trozo de madera. No era una barriga blanda después de todo, toda su cintura estaba rodeada por unos 15 centímetros de músculo duro como una roca. ¿Se puede decir que la fuerza del núcleo? Un buen entrenamiento interno desarrolla una gran fuerza central y es lo que se necesita para poder empujar a la gente muy lejos por el aire antes de que toquen el suelo.

Tchoung Ta Tchen tenía más de ochenta años cuando se sometió a una operación de bypass cuádruple y, como es habitual en estos casos, no vivió mucho tiempo después.

Dave Harris

Dave Harris fue uno de los mejores estudiantes de Tchoung, aunque no sólo aprendió las formas, también aprendió a utilizarlas para la lucha, la lucha real, la lucha mortal. Dave era también el hijo adoptivo número uno de Fook Yueng. Su nombre completo era David John Harris. Deberías saber eso en caso de que lo busques en Utube porque hay un Dave Harris diferente que aparece que es un maestro de karate que le gusta romper bloques de hormigón colocados en pilas con espacios entre ellos para que la fuerza del impacto viaje mucho más lejos. Apuesto a que es un buen tipo, pero sus métodos de defensa personal son groseros comparados con mi Dave Harris, que era profesor en el Central Seattle Community College, cerca de Greenlake en Seattle. Era profesor de arte y el arte principal que enseñaba era la escultura de arcilla. Sus esculturas eran un poco extrañas en un sentido, y extrañamente captantes en otro, parecían tener un tono chamánico. Yo diría que Dave estaba más avanzado que Bruce Lee simplemente porque tuvo muchas más décadas para practicar y perfeccionar lo que el Sr. Yueng le dio. Bruce necesitaba centrarse más en los movimientos llamativos en combates largos y prolongados, mientras que Dave llegó a centrarse en las formas eficaces y eficientes de terminar una pelea en la que el defensor apenas se mueve y el combate termina en un segundo. Ese tipo de cosas de la vida real no se ven bien en las películas de artes marciales, en las que el público espera ver un montón de peleas de diez minutos.

Conocí a Dave justo al principio, cuando conocí a Andy, cuando practicaban en Woodland Park, y lo vi muchas veces después. Vi sus increíbles demostraciones y fui a observar un par de clases en diferentes momentos. Lo que podía hacer parecía tan asombroso, alguien lo atacaba y luego parecían espásticos mientras se jugaba con su equilibrio, espásticos completamente indefensos que luego se dejaban caer en el suelo en alguna posición indefensa. Era realmente divertido verle hacer esto, a veces hilarante, y me hacía estallar de risa. Empezó con un par de risas, y luego Dave debió de meterse en el asunto porque hizo que el atacante pareciera más tonto, y yo me eché a reír. Steve Smith, que hacía el papel de Uke, o atacante, se levantó y me echó una mirada severa y me dijo "¡Qué gracia!", no hubo más risas después de eso.

Nunca me interesó la defensa personal ni el aprendizaje de artes marciales y no me metí en peleas ni de niño ni de adulto. La razón principal es que no me gustaba la idea de ser golpeado, y resulta que el Yueng Chuan se basa en esa misma idea de no ser golpeado, además de formas de terminar la pelea en un segundo. Después de ver las cosas asombrosas que Dave podía hacer, me interesé en él principalmente desde un punto de vista científico, para aprender cómo hacer cosas tan complicadas incluso a los luchadores experimentados; además, era obvio que los chicos se divertían mucho practicando y no se hacían daño. Parecía muy divertido. Dave tenía un poco de reputación, así que a veces venían luchadores experimentados, a veces del otro lado del país, para probar a Dave. Estos tipos eran grandes y duros brutos, experimentados luchadores de MMA, y no creían que ninguna de las cosas internas de la vieja usanza tuviera ningún efecto sobre ellos.

Era siempre lo mismo, Dave se quedaba de pie con las manos cruzadas ligeramente sobre el vientre y permitía que el visitante le diera un puñetazo, o mejor dicho, que intentara dárselo. Lo primero que hacía Dave era ceder un poco para que se le acercara y luego manipulaba a la persona muy ligeramente para robarle el equilibrio. Yo he sentido esto, cuando intentas darle un puñetazo y te roba el equilibrio es como si de repente te sacaran el mundo de debajo de los pies y no supieras por dónde ir. Es una sensación de impotencia total, no hay nada que puedas hacer para recuperar el equilibrio, así que no hay forma de luchar. Invariablemente los grandes artistas marciales malos terminaban en un montón en el suelo, y casi siempre no podían creerlo. Como Dave tenía un toque tan ligero el atacante no podía sentir nada de lo que estaba haciendo, y como la defensa personal se basa en el sentimiento se siente como si no hubiera hecho nada, no se puede decir lo que hizo. Se levantaban y anunciaban que era una especie de truco o accidente, y salían por la puerta con la nariz al aire y la dignidad intacta. Bueno, era un truco, todos los trucos están diseñados para aprovecharse de los instintos naturales de los luchadores, y funciona muy bien.

Una vez un tipo vino a atacar a Dave al principio de una clase. Intentó darle un puñetazo y se fue al suelo. Dave era lo suficientemente bueno como para derribar a cualquiera sin hacerle daño. Yo no soy tan bueno. Cuanto más rápido te ataca alguien, más difícil es no hacerle daño. Entonces el tipo se levantó y exclamó: "¡Fuera!", e intentó darle una patada, así que cayó de nuevo. Al tipo le encantó la experiencia y siguió atacando a Dave hasta el punto de que estaba interfiriendo en el tiempo de clase y Dave no podía conseguir que parara. Dave se cansó, así que cuando el tipo trató de golpearlo de nuevo, Dave le rompió el brazo y tuvo que llevarlo al hospital.

Dave era increíble y todo lo que hacía era impresionante, pero una cosa que me llamó la atención fue lo fácil que era ser mortal y dañino. Si uno no quiere matar a otro, sino darle el regalo de vivir con su karma, entonces hay cientos de maneras de arruinar fácil y permanentemente el cuerpo de un atacante, dándole algo en que pensar. Después de la clase, uno de los estudiantes comentó: "Todas las cosas más diabólicas que he aprendido las aprendí de Dave"

No empecé con Dave hasta bastante tarde en su carrera como profesor. Cuando iba a la casa del Sr. Yueng para practicar chi kung una vez le pregunté si podía tomar lecciones de defensa personal de Dave, y me dijo "No" de una manera muy definitiva, luego dijo: "él cwazy". Bueno, Dave no me parecía demasiado cwazy, pero sí que se ponía un poco emocional a veces, normalmente de forma alegre.

La razón por la que el Sr. Yueng dijo que no es porque quería que me centrara en el lado energético y espiritual de las cosas y no se perdiera en un desvío hacia el lado de la defensa personal.

Su esposa iba a las clases a menudo y tomó cientos de videos de Dave demostrando diferentes aspectos del arte. Cuando me convertí en su alumno, su mujer tenía un caso bastante grave de Alzheimer y él tenía que llevarla a clase para vigilarla. A veces se salía de la clase y él iba a traerla de vuelta, a veces se olvidaba de por qué estaba allí y se enfadaba un poco. Esto era una dificultad añadida y se veía que era estresante para él. Cuando yo llegué también tenía menos alumnos, quizá algunos se desvanecieron porque veían que se alteraba, no lo sé, pero los chicos que había cuando yo me incorporé eran todos increíblemente capaces y avanzados. Yo era un principiante rodeado de maestros, una suerte increíble, y disfruté mucho aprendiendo y practicando los métodos. Llevé a Larry a las clases, pero abandonó después de un par de meses. Estuve con Dave algo más de medio año, y luego lo dejé durante seis meses para irme a vivir a las montañas de la zona de Leavenworth, en las Cascadas de Washington, a unos pocos kilómetros del pintoresco pueblecito de Cashmere, en una pequeña caravana que tenía allí. Me siento culpable por no haberle dicho que me iba a tomar un descanso. Estaba construyendo una casa allí, en unas hectáreas en un hermoso cañón rocoso poblado de pinos Ponderosa. Era una zona preciosa, pero en invierno hacía mucho frío.

Cuando volví de las montañas a Seattle con la intención de retomar las clases con Dave uno de sus alumnos me dijo que Dave había muerto. Al parecer, el problema de salud de su esposa, más la disminución de sus alumnos, le perturbaba mucho y no podía manejarlo. Así que salió a su patio delantero, se puso la escopeta al lado de la cabeza y apretó el gatillo. Tom, que era el alumno más antiguo, se hizo cargo de la enseñanza, y a mí me pareció tan bueno como Dave, pero tendía a trabajar en cosas en las que Dave no se había centrado mucho. No había forma de que nadie le pegara, y podía manipularlos como muñecos de trapo. Más tarde Tom se mudó del Centro Vecinal de Green Lake y empezó a enseñar en la oficina de su dentista, que estaba muy lejos para que yo manejara, así que no fui a sus clases allí muchas veces antes de partir a Ecuador.

Sidney Woodcock

El maestro Sid Woodcock estaba en lo más alto de la CIA, era un experto en la penetración rápida de instalaciones de alta seguridad endurecidas, y organizó, entrenó y dirigió equipos encubiertos tras las líneas enemigas. Inventó un cañón hipersónico 'cáscara dentro de una cáscara' que fue desarrollado para el ejército, fue un experto en explosivos y perito, fue un experto en seguridad de instalaciones y personal de negocios de primer nivel mundial, inventó y fabricó la mejor y más eficiente automática de acero inoxidable de calibre 45, y fue fotógrafo de playboy ... y mucho más ... Un individuo verdaderamente notable con la historia de vida más sorprendente. También, un gran maestro Shaolin (uno de los ocultos), tanto un misterioso tipo de ninja ligeramente aterrador como un amable y tranquilo tipo de abuelo servicial. No era asiático, era un tipo irlandés completamente occidental. También tenía las habilidades Jedi más fuertes que he presenciado, que aprendió del Sr. Yueng.

Tenía una gigantesca selección de whisky escocés y le gustaba invitarnos a fiestas de degustación de escocés, a las que a veces iban algunas personas como el jefe de la TSA y uno de los hermanos Nixon.

Sid era un experto en seguridad, ayudaba a diseñar y montar sistemas de seguridad de alta tecnología para grandes edificios y empresas. También proporcionó alta seguridad para el transporte de personas o cosas a cualquier parte del mundo, personalmente. Lo que hacía para divertirse era entrar en algunos de los lugares de alta seguridad más increíbles sólo para mostrar a los propietarios que se podía hacer, con el fin de venderles mejores sistemas de seguridad.

Entró en el corazón de la sala del ordenador central (mainframe) de Boeing y tomó fotos que envió al presidente de Boeing. Debió de ser un shock porque esa sala es uno de los lugares de mayor seguridad de la Tierra. Tenía todos los trucos, desde atravesar una puerta de seguridad detrás de alguien con una tarjeta hasta el arte de la invisibilidad y de afectar el pensamiento y la atención de la gente. Pero cómo llegó a esa sala, con sus requisitos de seguridad, es algo que me supera.

Sid hacía una cosa en la que ponía a mi hermano de kung fu, Steve, en la puerta de una gran sala de prácticas donde algunos estudiantes estaban practicando; entonces Sid iba por el pasillo y entraba en otra sala para que Steve pudiera oírle pero los chicos de la sala no pudieran oírle ni verle. Entonces le decía a Steve un nombre, como Fred, y Fred se caía de bruces (había esteras), luego decía el nombre de Pete, y Pete se caía de bruces, y así sucesivamente.

La creencia es difícil al principio, pero si ves suficientes pruebas es como oh sí, hora de ponerse a trabajar.

Sid tenía una clase en la que sólo enseñaba a la CIA y a los "hombres de negro" (protectores de la élite). Una vez, un hermano y yo fuimos a una demostración que Sid puso en marcha y después del espectáculo hablamos con Sid. Parte de la demostración consistió en que uno de sus alumnos, con una katana real, intentó partirle la cabeza por la mitad mientras Sid se arrodillaba frente a él, Sid desvió la espada hacia un lado con una pequeña señal de mano y un pequeño sonido. Mi amigo le preguntó dónde enseñaba a los chicos de la CIA y Sid le dijo: "No necesitas saber eso, ¿verdad?" ... pero a veces los chicos de la CIA venían a su otra clase.

Una vez, después de una clase, uno de mis compañeros se fue caminando a casa por la acera de la ciudad y uno de los chicos de la CIA iba unos tres metros por delante de él, empujando una bicicleta. El agente dobló la esquina y, un par de segundos después, cuando mi amigo dobló la esquina, el tipo que empujaba la bicicleta había desaparecido. No había ningún lugar donde esconderse, ni portales ni aberturas, así que mi amigo retrocedió para mirar en un portal que había pasado antes de la esquina y allí tampoco había agente ni bicicleta.

Este es sólo un ejemplo del arte de la invisibilidad. Por cierto, en el arte de la invisibilidad la persona realmente no se vuelve invisible, es una forma de control mental.

Así que Sid enseñaba más a los tipos de agentes, mientras que su compañero Dave enseñaba más a las Fuerzas Especiales, los Navy Seals y otros de ese tipo. Casi nunca había mujeres en las clases, pero una vez vino una mujer a una de sus clases conjuntas y hubo problemas. Sid estaba dispuesto a enseñar a una mujer pero Dave no, evidentemente tenía algún acuerdo con su mujer, que era muy celosa; y este arte implica mucho contacto cercano, donde cuando alguien intenta golpearte, más o menos en el momento en que esperan que su puño golpee tu cara se encuentran con tu cara a un par de centímetros de la suya, a un lado, con tus manos alrededor de su cuello. Muchos atacantes tienen un problema con esto.

Dave y Sid tuvieron una gran pelea, que para gente de este calibre consistió en un par de miradas sucias, un par de palabras suaves, y Sid salió por la puerta, para no volver nunca más.

Es mejor no imaginar que esta gran pelea consistente en miradas sucias entre Sid y Dave fue una experiencia suave. Recibir una mirada sucia de alguien así puede ser una experiencia angustiosa, y tener a dos de los tipos más mortíferos del planeta enfrentados de esa manera hizo que el nivel de estrés entre los espectadores se disparara. Una vez el Sr. Yueng me enseñó este método. No es fácil cabrear a un ser tan avanzado, pero se puede hacer. Me miró, con cara neutra, sin expresión, pero sus ojos transmitían el mensaje cierto: "Te voy a matar" y era una certeza, no había ni una pizca de duda en cuanto a sus intenciones y, por supuesto, a su capacidad. Recibir esta mirada de un anciano chino me puso los pelos de punta.

El maestro Sidney Woodcock era un ejemplo real, 100%, honesto y excelente de un verdadero mago chino. Así que ya ves, no es como en los cuentos de hadas, en la realidad diseñan proyectiles de artillería hipersónicos de dos fases, les gusta hacer fiestas de degustación de whisky, y pueden llevar una pistola en la espalda y también a veces una en el bolsillo delantero. Antes de la clase, todos los que tenían armas las sacaban de sus bolsillos y las ponían en uno de los bancos. Normalmente había entre 6 y 8 personas en clase.

Sid siempre llevaba unos viejos y holgados blue-jeans desteñidos y normalmente una camisa de manga larga de Levi a juego.

Una vez Sid estaba hablando con dos chicos que estaban de pie frente a él, había un chico a su lado, y había otro, de pie detrás de él, tomando una foto. El tipo que estaba de pie a un lado decidió dar un puñetazo en las costillas a Sid sin previo aviso, sincronizadamente justo cuando el tipo que estaba de pie detrás sacaba la foto. En la foto se podía ver que Sid seguía girado hacia y mirando a los dos que tenía delante, pero sus brazos estaban a un lado con el brazo del atacante entre los suyos. Se podían ver los huesos que sobresalían del brazo del otro donde estaba roto, y los dos tipos que estaban delante no se habían dado cuenta todavía en el momento en que se tomó la foto.

Había un tipo en Seattle que construyó un nuevo y brillante edificio de oficinas, y tenía un buen sistema de seguridad. Sid le escribió al tipo y le dijo que si le llevaba un café y un periódico el domingo por la mañana le enseñaría a entrar en su edificio. Así que el domingo después de su café fueron al edificio, Sid dobló una hoja de periódico y la deslizó por debajo de la puerta principal y la puerta se desbloqueó. Eso es porque había un interruptor láser enterrado en el suelo en el otro lado que estaba destinado a evitar que la gente quedara atrapada dentro del edificio cuando las puertas estaban cerradas.

Sid hacía una cosa en clase en la que hacía que uno de los estudiantes se quedara quieto en medio de la sala y luego Sid se ponía a unos 15 pies de distancia y trataba de mover al estudiante con control mental mientras los otros estudiantes miraban. Normalmente se podía ver a la persona moverse pero era muy poco. También me lo hizo a mí, y no podía sentir que me movía, pero los demás lo veían. Más tarde tuve una idea de que esta capacidad de mover a la gente con la mente en lugar de con las manos está integrada en nuestro sistema, deriva de uno de los ejercicios de meditación que nos había dado el señor Yueng. Yo lo había practicado pero no lo llevé muy lejos, y no en la dirección en que lo hicieron un par de mis hermanos de kung fu. Ellos lo utilizaron para desarrollar algunas poderosas habilidades Jedi, pero yo perdí ese tren. Practiqué un poco mi técnica recién descubierta y luego fui a probarla con Sid. Yo estaba diseñando un avión casero en ese momento y Sid era piloto, así que una vez, mientras los otros chicos estaban practicando, yo estaba de pie junto a él, observándolos y contándole mi diseño. Él estaba de pie a unos treinta centímetros de distancia y estábamos enfrentados en un ángulo de cuarenta y cinco grados el uno del otro. Utilicé mi técnica para tratar de mover su cabeza en dirección contraria a la mía, y lo siguiente que supe fue que mi cabeza se movió dos pies hacia un lado, lejos de él, seguida por mi cuerpo, por supuesto. Así que él había sentido lo que yo intentaba hacer y le dio la vuelta y me lo hizo a mí en su lugar. La cosa es que antes sólo nos movía un poco pero esta vez me movió dos pies, lo que demuestra el principio de las artes internas que es que el maestro te muestra más cuando le demuestras que has sido un buen estudiante y estás aprendiendo cosas.

Una vez antes de empezar la clase acababa de llegar y tras el saludo estaba de pie frente a Sid. Vi que me miraba fijamente a los ojos y sentí que una energía se movía en mi cabeza. Le pregunté qué estaba haciendo y me dijo que yo tenía más energía en un lado de la cabeza que en el otro y que él la estaba equilibrando.

Esto muestra algunas de las habilidades de un verdadero mago, él puede ver tu energía y saber lo que está pasando sin necesidad de sentirlo con sus manos. Puede entonces corregir los desequilibrios energéticos y hacer otros trabajos de curación, todo con su mente sin necesidad de usar las manos. Él usaba sus manos para enviar energía cuando no estabas mirando para ver si te dabas cuenta, y fueron sus manos las que usó para empujar a un tipo a través de un muro de bloques de hormigón.

Utilizó una técnica que desencadenaría el miedo primario en un atacante, desencadenaría cualquier fobia que una persona tuviera sobre los animales hasta un punto extremo. Cuando la persona estaba a punto de golpearle, ponía una cara sutil de algún tipo y un sutil sonido de voz, desencadenantes del subconsciente. Posiblemente también incluía alguna forma de control mental. No me sorprendería en absoluto que pudiera ver cuál era la fobia de una persona y adaptar la técnica a ese individuo. Una vez lo demostró con Dave, que es una persona bastante temerosa. Cuando Dave intentó darle un puñetazo, hizo un pequeño sonido y Dave salió corriendo por la puerta, convencido de que una jauría de perros estaba a punto de saltar sobre él (tenía un problema con los perros). Cuando Andy trató de darle un puñetazo, vio que un gran oso pardo estaba a punto de darle un puñetazo, salió corriendo debajo de una mesa y se mojó los pantalones. Se llevó un buen susto.

Estas son cosas que me dijo Andy antes de empezar con Sid. Sid nos dio la oportunidad de aprender esta técnica un par de veces en clase, y cuando me tocó darle un puñetazo sólo puso una cara un poco ratonera y un pequeño sonido como "oooo", nada, no vi ni sentí nada. A la semana siguiente lo mismo. Los otros principiantes dijeron que tampoco sintieron mucho. Así que pensé que me estaba tomando el pelo y dejé de ir a clase. Más tarde, me di cuenta de que la razón por la que no hizo nada es porque, aunque fui corriendo hacia él, no seguí con el puñetazo al alcanzarle; y no hay duda de que él lo sabía a la legua. Normalmente, cuando se ataca a un compañero o a un profesor, éste tiene las manos en alto y está preparado para realizar su técnica, pero Sid estaba allí de pie con los brazos caídos y yo no quería golpear al simpático anciano. Después de que me di cuenta de esto me enojé, más bien conmigo mismo, y me dije que iba a volver y golpear al imbécil en el culo, pero nunca tuve la oportunidad. De todos modos, me imaginé esta técnica, pero nunca tuve la oportunidad de practicarla con alguien. Sid tenía 88 años y dejó de enseñar durante un tiempo. Antes había sido operado de la rodilla, y volvió a operarse la rodilla para eliminar el tejido cicatricial. Después de la operación estuvo en cama durante un tiempo. Hizo que dos de mis estudiantes fueran a su casa para empezar a entrenar en la forma de los agentes secretos. y luego murió. Murió de un disparo en la cabeza. Fue un suicidio, o un aparente suicidio. Dejó una nota en la cama, que decía que quería ver cómo era el otro lado.

La Pesca de Asaltantes

Dave y Sid eran conocidos por participar en este juego llamado 'Trolling for Muggers'. La forma de jugar a este juego es caminar por algunos callejones oscuros en la parte sucia de la ciudad a altas horas de la noche y ver qué aparece. Una vez que te encuentres con el miembro del otro equipo es cuando comienza el evento deportivo. El ganador se encarga de que el atracador no vuelva a robar a nadie más. El atracador se lo ha buscado, ¿no? Si alguien te apunta con una pistola te está diciendo, en lenguaje llano, que está dispuesto a morir. Así que, ¿por qué decepcionarlos? En clase practicamos bastante los métodos de desarme de armas, lo que incluía todo tipo de trucos ingeniosos para distraer al pistolero en el momento justo. Voy a compartir un par de formas. El atracador te apunta con una pistola y te dice que le des la cartera, así que te llevas la mano al bolsillo trasero como si fueras a coger la cartera, pero resulta que hay una pistola en tu bolsillo trasero. Así que la sacas y disparas inmediatamente, desde la cadera. Sid dijo que siempre hay que disparar desde la cadera, hay varias razones importantes para ello, y parece que la policía no ha sido educada por la CIA en el uso adecuado de las armas de fuego.

Otra forma es cuando el asaltante dice que le des tu cartera, coges tu cartera pero luego la lanzas al aire y a unos metros de distancia. Mientras el asaltante se dedica a ver cómo vuela la cartera por el aire, puedes quitarle fácilmente el arma y usarla contra él. Incluso hay formas ingeniosas de agarrar la pistola y darle la vuelta mientras el agresor aún la tiene en la mano, entonces puedes dispararle en la cara con su propio dedo en el gatillo. Así no hay huellas dactilares. Por supuesto, estas cosas deben hacerse con bastante rapidez, antes de que el agresor pueda recuperar el equilibrio o resistirse. Me aconsejaron que cerrara bien los ojos y la boca, porque cuando la cabeza del asaltante explote te vas a cubrir de sangre y sesos, y cerrar la boca y los ojos evita contagiarse de cualquier virus que puedan tener. Es más probable que tengan algún tipo de virus, ¿no? Steve Smith también fue alumno de Sid y también me enseñó algunos métodos de desarme. Uno de nuestros objetivos era ver a qué distancia puede estar un pistolero de ti y aún así puedes quitarle el arma. Lo mejor que se puede hacer en este escenario son unos dos metros. No es tan difícil quitarle un arma a alguien cuando está hasta dos metros de distancia. Me gustan los casos en los que el pistolero está detrás de ti con un arma a tu espalda y puedes girarte de tal manera que él acabe inclinándose hacia atrás, desequilibrado, y apuntando con su propia arma a su propia cara. En ese momento no hace falta ninguna fuerza para quitarles la pistola de la mano.

Gao Fu

La señora Gao Fu fue mi profesora de tai chi Chen. Fue alumna de Feng Ziqiang y Tesoro Nacional Viviente Oficial de China.

Cuando se produjo la gran limpieza maoísta de los maestros de China, su marido, que era maestro de tai chi, fue enviado a prisión y torturado hasta la muerte. A ella la enviaron a la cárcel sólo por ser su esposa y también la torturaron, por lo que tuvo una espalda maltrecha y eternos dolores de espalda. Dijo que cuando estaba en la cárcel no tenía nada más que hacer, así que empezó a practicar el tai chi... mucho.

Al cabo de unos años la dejaron salir de la cárcel y le proporcionaron un apartamento, pero hasta los tiempos modernos no le dieron ninguna dirección ni le permitieron llamar por teléfono, para que nadie pudiera ponerse en contacto con ella, salvo "el partido".

Algún tiempo después de salir de la cárcel fue

declarada oficialmente Tesoro Nacional Viviente de China. Sin embargo, como no tenía medios para contactar con ella, los únicos alumnos que recibía eran funcionarios de alto nivel del partido, y en realidad no estaban interesados en el tai chi, sólo querían poner su nombre en su currículum. Por ello, estaba muy contenta de poder venir a Seattle y enseñar a estudiantes que realmente querían aprender.

Me encantó el Chen Tai Chi. Me encanta el suave fluir circular, los cambios entre círculos grandes y niños, lentos y rápidos, la forma en que la propia forma evoluciona como una espiral, y Madam Gao Fu. Era la abuelita más dulce que puedas imaginar, tan agradable y tranquila. Creo que tenía más de ochenta años cuando yo era su alumno, pero a pesar de su edad tenía un fajin malvado (golpe explosivo de corto alcance) que haría que la mayoría de las ancianitas se rompieran en pedacitos.

Gao Fu contó en su última clase, en la que yo estaba, que su maestro, el famoso Feng Zhiqiang, había escrito un libro sobre su tai chi pero que ella nunca lo había leído porque estaba con él en persona. Cuando se mudó a Seattle entonces leyó el libro. ¡Nos dijo que lo había estado haciendo mal y que esta vez lo iba a enseñar bien! Te imaginas, era un Tesoro Nacional Viviente de China y se disculpaba por haberlo hecho mal. No sé cómo cambió su enseñanza, pero fue fabulosa y no se puede superar esa forma de moverse por la pura alegría que da. Si ella agregó mucho a su enseñanza, entonces sus estudiantes anteriores se lo perdieron, pero por lo que he visto, algunos de sus estudiantes anteriores hacen la forma absolutamente excelente.

Cada semana aprendíamos un nuevo movimiento, luego íbamos a casa y lo practicábamos. A la semana siguiente, repasábamos el movimiento unas cuantas veces y luego ella recorría la sala con cada persona para darle su opinión. Toda la clase tenía que hacer el movimiento y luego permanecer en la extenuante postura baja de pie durante diez o quince minutos mientras ella iba de un lado a otro. Se ponía a un metro delante de ellos y les hacía hacer el movimiento mientras les miraba fijamente como una depredadora. Luego corregía hasta el más mínimo error de la persona. Siempre tenía alguna corrección o consejo para cada alumno, pero me enorgullece decir que hubo un par de veces en las que me observó y simplemente asintió con la cabeza y pasó a la siguiente persona. Todos los demás tenían que estar de pie en esta postura baja mientras ella daba vueltas por la sala y era muy doloroso al principio, pero era increíble lo rápido que fortalece las piernas, justo lo necesario para escalar montañas.

La salud de Gao Fu se debilitó y sabía que iba a fallecer, así que regresó a China para morir cuando yo sólo había aprendido de ella la mitad de su forma Chen. La parte que aprendí la aprendí muy bien porque ella era muy buena maestra y yo tenía mucho bagaje en la forma de moverse debido a mi anterior tai chi y al chi kung. Andy me dijo que la primera parte de la forma encarna todos los principios de la manera de moverse, así que si practicas eso lo suficiente puedes conseguirlo tan bien como hacer la forma completa. Es una forma tan larga que la primera mitad es suficiente, y lo principal es que aprendí los principios subyacentes de cómo moverse y soy capaz de compartirlos.

Andy Dale

Andrew T. Dale era un chico muy guapo y con mucho talento, que es el tipo de persona que los chinos llaman dragón, y puesto que fue adoptado por el dragón que fue el principal maestro de Bruce Lee, que también era un dragón, es muy posible que Andy también sea un dragón. Andy fue mi primer maestro de artes internas, y tengo mucha suerte de que fuera él. No tenía ni idea de que era un maestro hasta que el Sr. Yueng me lo dijo, y él, más que nadie, debería saberlo. Estaba muy bien formado en muchas de las artes. Conocía varios tipos de tai chi, y varios tipos de chi kung y Bagua junto con muchos tipos de formas de armas. Uno de sus otros estudiantes me dijo que Andy era como una enciclopedia de formas. Andy era un hijo adoptivo de Fook Yueng, y estaba certificado para enseñar Yang Tai chi por Tchoung Ta Tchen y

Chen Tai Chi por Madam Gao Fu. La razón por la que tuve tanta suerte de tenerlo como mi primer maestro es que le gusta compartir abiertamente y tiene un buen corazón. Ahora está retirado de la enseñanza y vive cerca de Burlington, Washington. Lo más importante para mí de Andy fue que me presentó al Sr. Yueng, y en cierto modo me regaló al Sr. Yueng, que era su padre.

Steve Smith

Steve era un chico guapo y con mucho talento, que es el tipo de persona que los chinos llaman dragón, y puesto que es el heredero designado del sistema de kung fu del dragón que fue el principal maestro de Bruce Lee, que también era un dragón, podemos suponer que Steve también es un dragón. Jesse Glover, que fue el mejor alumno de Bruce, fue el maestro de Steve. Dave Harris, que era uno de los luchadores más mortíferos del mundo, fue su maestro, y el Sr. Yueng, el maestro de kung fu más avanzado de la costa oeste, fue su maestro. Jesse Glover dijo que Steve estaba en el 1% de los mejores artistas marciales del mundo. También es avanzado en nei kung real. Steve está vivo y sigue enseñando, su escuela se llama The Little Dojo y está en el este de Washington viviendo en el pintoresco pueblecito llamado College Place. Como es el heredero designado del Sr. Yueng, eso lo convierte en mi hermano mayor y guía.

Andy, Steve, Dave y Sid fueron mis hermanos de kung fu porque fueron alumnos del Sr. Yueng, y también fueron mis maestros de kung fu, mis padres de kung fu.

Fook era un chico guapo y con mucho talento. Bruce Lee era un chico guapo y con mucho talento. No sé sobre Dave y Sid o Gao fu porque eran mayores cuando los conocí, pero tenían mucho talento y apuesto a que también eran niños guapos. Andy Dale era un chico guapo y con mucho talento. Steve Smith era un chico guapo y tiene mucho talento. Yo era un chico guapo y tengo talento; y estoy buscando a un par de personas que eran chicos guapos, que tienen talento, y que piensan que la honestidad propia es algo bueno de tener.

Recuerda el dicho: "Sé siempre tú mismo, a menos que puedas ser un dragón, entonces sé un dragón".

15 - LO QUE HAY QUE HACER

¿Quién puede llegar lejos?

Puede ser que al leer todo esto te hayas interesado en practicar este camino del Guerrero, y eso es bueno, porque esa es una gran parte de la motivación para escribir el libro.

La cuestión de quién tiene el material adecuado depende de hasta dónde quiera llegar. Los niveles iniciales son para todos los que quieren mejorar su salud y empezar a cultivar algo de poder chi. Sin embargo, hay excepciones incluso a eso. El Sr. Yueng me dijo que si alguien ha tenido una cirugía en el torso en los últimos cinco años, no debería hacer Tien Shan Chi kung. Si alguien ha sido operado del corazón o del cerebro no debe hacer este chi kung, y por último, las mujeres embarazadas en el segundo o tercer trimestre no deben hacer este chi kung. La razón es que los movimientos de torsión y estiramiento bastante severos pueden tensar las incisiones quirúrgicas que han sanado. Además, la energía adicional que recorre el cuerpo del alumno aumenta el flujo sanguíneo. La combinación de la tensión física y el flujo sanguíneo adicional puede hacer que las incisiones curadas se separen. Hay que tener en cuenta que este es un sistema de ejercicios para guerreros, por lo que hacerlo de la manera auténtica puede ser una experiencia físicamente brutal para aquellos que no estén ya en buena condición. Los movimientos se pueden hacer de una manera más suave y fácil, por supuesto, pero entonces el sistema no cultiva tanto el poder del chi o la destreza física.

La excepción a la regla de los cinco años de cirugía podría ser para aquellos que se han sometido a una cirugía laparoscópica, porque la incisión es muy pequeña. Aun así, cualquiera que se haya sometido a una operación del corazón o del cerebro no debería hacerlo porque se arriesga a morir.

He estado haciendo algunos vídeos de los niveles iniciales de Tien Shan Chi Kung para que la gente pueda empezar bien en casa, y obtener los poderosos beneficios para la salud que proporcionan los niveles iniciales. Puedes encontrar estos vídeos, además de otros vídeos con comentarios sobre el taoísmo y el cultivo, en alineageofdragons.com

De hecho, me enorgullece decir que tengo un estudiante serio de videos en línea que tuvo su gran experiencia kundalini después de sólo siete meses de practicar los primeros niveles en los videos. También hizo algunas meditaciones de pie de alta potencia adicionales de las que yo había hecho videos, pero los borré. Creo que siete meses desde el comienzo hasta la iluminación kundalini podría estar cerca de algún tipo de récord mundial. Tengan en cuenta que este individuo era un profesor de ejercicios, así que ya estaba en excelente condición, lo cual es un requisito importante para el éxito, y practicaba bastante todos los días. Por lo tanto, no es el típico estudiante. De hecho, esto fue un poco demasiado rápido. El camino taoísta requiere un poco más de tiempo para equilibrar la energía de una persona antes de que tenga su experiencia de iluminación, por lo que es más bien suave y pacífico. En cierto modo se puede pensar en un despertar completo de la kundalini como una iluminación prematura. Sucede antes de que el cuerpo energético esté bien equilibrado, y por lo tanto puede ser una experiencia brutal y aterradora, y lo fue, al menos la primera parte, la segunda parte de su experiencia kundalini fue dichosa y celestial.

Avanzar en el camino espiritual del mago guerrero es algo exigente. Requiere mucha meditación de quietud para lograr el crecimiento espiritual y la iluminación. Como se ha comentado anteriormente, para llegar lejos con este tipo de meditación se requiere mucha madurez emocional, valor y honestidad con uno mismo. Mucha gente simplemente no tiene lo que se necesita, al menos antes de los cuarenta años. Se necesita mucha dureza mental y madurez emocional para hacer lo que se llama enfrentar tu lado oscuro, que es un aspecto esencial del crecimiento espiritual. Debido a esto, yo tenía una especie de refrán en la lengua: "Los menores de cuarenta años no son lo suficientemente maduros, y los mayores de cuarenta no son lo suficientemente sanos". Pues bien, elimina el 99,9%.

Lao Tzu escribió sobre este tipo de cosas en su Tao Te Ching. Una cosa que escribió es que a todo el mundo le gustan los desvíos y nadie quiere tomar el camino recto. Otra cosa que escribió fue que sólo el uno por ciento puede apreciar el Tao (camino o senda, en este caso, la senda), mientras que el resto sólo lo hace de boquilla o se ríe de él. pero eso fue en los buenos tiempos, hace miles de años, hoy en día creo que es más bien uno de cada mil.

En cuanto a la madurez, por supuesto que algunos jóvenes son espléndidamente maduros, y algunos adultos mayores son fenomenalmente inmaduros. Parte de este problema de floreciente inmadurez pública se debe a los sistemas educativos modernos, que en realidad entrenan a la gente para ser inmadura. Yo lo llamo El Gran Proyecto de Estupidificación Americana, y ha tenido un éxito extraordinario. El presidente Trump canceló ese programa, pero una de las primeras cosas que hizo Biden fue restablecerlo. Cuando era un niño mi padre me dijo que para que un pueblo sea libre debe estar bien educado, esta misma idea tuvo eco en algunos otros escritos populares. Desde entonces, he visto cómo la calidad de la educación estadounidense se ha desplomado a un ritmo alarmante.

El problema es que los jóvenes pueden cultivar la súper salud, el poder chi, la gran destreza física y la iluminación mucho más rápido que las personas mayores, SI son emocionalmente maduros. Así que si lo sumas apunta a la idea de que aquellos que fueron a escuelas privadas de alta calidad o que fueron educados en casa tienen una mejor oportunidad de ser emocionalmente maduros y tener éxito en un cultivo de alto poder y en el camino espiritual, en general, por supuesto. Creo que algunos veteranos militares también tendrán la dureza mental y emocional necesaria.

Otro aspecto es el éxito. La mayoría de las personas a las que les va bien en este tipo de sistema de cultivo son personas relativamente exitosas, o al menos son personas de tipo líder que podrían gestionar con éxito un sistema complejo de negocios y empleados. Hoy en día es cada vez más difícil que a las personas que tienen pequeñas empresas les vaya realmente bien financieramente, pero al menos tienen lo que hay que tener, emocionalmente.

En cuanto a las finanzas, si alguien quisiera venir a vivir al sur de Ecuador para ser estudiante necesitaría poder vivir aquí mientras va a las clases, así que eso significa que la persona debería estar jubilada o semijubilada, o ser capaz de trabajar en línea para ganar dinero. Las clases son una vez a la semana, y no cobro mucho por ellas, pero un estudiante tendría que poder pagar un alquiler en algún sitio, comprar su comida y pagar el autobús o el taxi para viajar desde la ciudad hasta mi casa. Mejor aún sería que se compraran una casa o un apartamento, y un vehículo para venir hasta aquí.

Es bueno entrenar en persona durante unos ocho años para obtener el verdadero beneficio del camino y convertirlo en un hábito permanente. Después de eso, el estudiante debe ser expulsado para practicar, y hundirse o nadar, por su cuenta. Para vivir aquí durante ocho años es necesario obtener un visado de residencia permanente o la ciudadanía. Para obtener un visado de residente permanente se requiere una prueba de ingresos sustanciales continuos, como la jubilación, o la inversión de una suma bastante grande en una propiedad o en un CD bancario.

Así pues, lo correcto, en lo que respecta al camino espiritual holístico del guerrero, significa madurez, salud, finanzas, determinación y éxito.

Que la Fuerza te acompañe,
Steve Gray

APÉNDICE

El sistema Tien Shan Chi Kung y Tien Shan Nei Kung no tiene ninguna conexión o similitud con el sistema Tien Shan Pai Kung Fu de Taiwán.